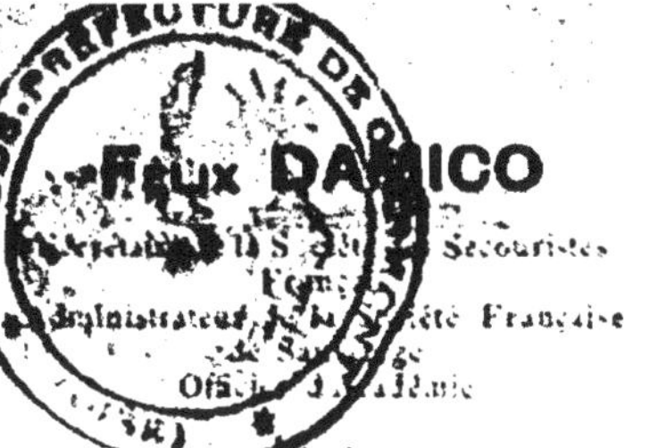

SECOURS

AUX

NOYÉS, ASPHYXIÉS ET BLESSÉS

ORGANISATION DU SERVICE

A PARIS ET DANS LE DÉPARTEMENT DE LA SEINE

(1740-1894)

PRÉFACE

De M. le Docteur Aug. VOISIN

Directeur du Service des Secours Publics
Membre du Conseil d'hygiène publique et de salubrité

AVEC 36 FIGURES INTERCALÉES DANS LE TEXTE

PARIS

LIBRAIRIE J.-B. BAILLIÈRE ET FILS

19, RUE HAUTEFEUILLE (près du Boulevard Saint-Germain)

1895

SECOURS

AUX

NOYÉS, ASPHYXIÉS & BLESSÉS

FÉLIX DAMICO
Secrétaire de la Société des Secouristes Français
Administrateur de la Société Française de Sauvetage
Officier d'Académie

SECOURS
AUX
NOYÉS, ASPHYXIÉS ET BLESSÉS

ORGANISATION DU SERVICE
A PARIS ET DANS LE DÉPARTEMENT DE LA SEINE
(1740-1894)

PRÉFACE

De M. le Docteur Aug. VOISIN

Directeur du Service des Secours Publics
Membre du Conseil d'hygiène publique et de salubrité

AVEC 36 FIGURES INTERCALÉES DANS LE TEXTE

PARIS
LIBRAIRIE J.-B. BAILLIÈRE ET FILS
19, RUE HAUTEFEUILLE (près du Boulevard Saint-Germain)

1895

PRÉFACE

Le désir d'être utile à ses semblables et les institutions qui en sont la conséquence ont toujours tenu une grande place en France.

L'on peut dire, sans crainte d'être démenti, que notre patrie est un des pays où les idées d'assistance tiennent une très grande part dans les préoccupations de l'Administration.

La Ville de Paris a, depuis longtemps, pris les devants dans cet ordre de choses ; et pour ne parler ici que des secours à donner aux Noyés et aux Blessés sur la voie publique, elle a apporté depuis 125 ans, à leur traitement, une série non interrompue de mesures humanitaires qui n'ont pas cessé d'être perfectionnées jusqu'à ce jour.

Cependant, un Service de Secours aux Noyés organisé, en 1740, par Pia, sur certains points des bords de la Seine, subsista dans les conditions les plus élémentaires pendant un siècle et demi sans aucune modification matérielle appréciable.

Aussi, le retour des noyés à la vie ne se faisait guère après 3 à 4 minutes de séjour dans l'eau et le nombre des morts par asphyxie, par suite de submersion, était aussi considérable que par le passé.

Le livre écrit par M. F. Damico renferme un historique et la description des diverses phases de cette *Institution* parisienne. On y trouve des statistiques qui sont d'un grand intérêt et montrent la transformation, depuis longtemps attendue, d'une organisation digne de notre belle ville de Paris.

Un des grands intérêts de ce travail consiste dans la réunion de tous les documents relatifs au sauvetage des noyés et asphyxiés, aux soins à leur donner ainsi qu'aux blessés sur la voie publique et au matériel le plus pratique et le plus perfectionné à employer.

On y suit pas à pas les progrès administratifs acquis depuis 1740, jusqu'à ce jour.

A Paris, le Service des Secours relève du Préfet de police, qui a été chargé par l'arrêté des Consuls du 12 messidor an VIII de prendre des mesures pour prévenir et arrêter les épidémies, de faire administrer des secours aux noyés, et, d'une façon générale, de veiller à la santé comme à la sécurité publiques. Dans cette œuvre, le préfet de police est assisté par le Conseil d'hygiène et de salubrité de la Seine.

Nous n'avons pas à faire ressortir ici les grands services rendus dès son origine, 1804, par cette institution, que l'arrêté du Gouvernement du 18 décembre 1848 a si heureusement répandue dans toute la France. Nous avons tenu à signaler l'intervention du Conseil d'hygiène et de salubrité de la Seine seulement pour appeler l'attention des membres si dévoués de tous les Conseils d'hygiène sur le rôle qu'ils peuvent jouer, au profit de la santé publique, dans la vulgarisation de la méthode des premiers secours et de la désinfection.

Les administrateurs, les industriels, les médecins, les ingénieurs, les vétérinaires, les pharmaciens qui composent ces conseils, dans chaque arrondissement, rendraient là un immense service. Les milieux dans lesquels ils se trouvent, le crédit personnel dont ils jouissent, et l'autorité qui s'attache justement à leurs avis les qualifieraient tout spécialement pour entrer dans cette voie. Tous savent, d'ailleurs, combien importent l'arrivée rapide, presque instantanée, des premiers secours médicaux ou chirurgicaux, la compétence des personnes donnant les premiers soins, et l'intelligente application des règles de la désinfection en cas de maladie épidémique ou contagieuse.

Les Conseils d'hygiène, nous le répétons, sont, à

notre avis, très désignés pour développer ou fonder, sinon des services publics de secours, du moins des associations privées analogues à celles qui existent à Bordeaux, à Berlin, à Buda-Pest, etc., etc., dont M. Damico expose l'organisation et le fonctionnement.

L'ouvrage, que nous voudrions leur voir lire, renferme en grand nombre des figures bien choisies et bien exécutées. Il est divisé en trois parties :

Dans la première, il est question des postes de secours aux noyés et asphyxiés répartis dans les Pavillons de secours, dans les établissements de bains, dans les bateaux-lavoirs, sur les pontons des bateaux à vapeur, dans les postes d'éclusiers, dans les Cimetières, et aussi lors des fêtes nautiques.

La seconde partie est réservée aux postes de secours pour blessés et malades de la voie publique.

Dans la troisième partie, M. Damico énumère tout ce qui concerne le transport des malades, blessés et cadavres ; brancards à bras et à roues, ambulances urbaines et voitures pour le transport de personnes atteintes de maladies contagieuses.

Enfin, un Index bibliographique, que l'Auteur a eu l'heureuse idée de publier, fait connaître le nombre assez considérable des ouvrages traitant des *secours* et permettra de s'y reporter.

Ce traité, qui intéresse les Municipalités, autant que les Conseils d'hygiène, a également sa place dans les Bibliothèques des Sociétés de sauvetage en France et à l'Etranger ; il se trouvera dans les mains de tous les riverains des cours d'eau et de la mer.

Chacun y rencontrera les éléments d'être utile à ses semblables, de porter un prompt secours et d'améliorer des organisations trop souvent défectueuses.

Dr Auguste VOISIN.

TABLE ANALYTIQUE DES MATIÈRES

ORGANISATION DU SERVICE

A PARIS ET DANS LE DÉPARTEMENT DE LA SEINE

DES

SECOURS

AUX

NOYÉS, ASPHYXIÉS ET BLESSÉS

(De 1740 à 1894)

PREMIÈRE PARTIE

Postes de Secours aux Noyés et Asphyxiés (1)

1° Pavillons de secours. — 2° Etablissements de bains. — 3° Bateaux lavoirs. — 4° Pontons des bateaux à vapeur. — 5° Postes d'éclusiers. — 6° Fêtes nautiques. — 7° Petite Morgue. — 8° Cimetières.

I. Pavillons de secours.

Dès le début de l'institution des secours aux noyés, en 1740, le submergé était soigné près du lieu même où il était repêché, soit sur le bateau, soit sur la berge du fleuve ; on avait soin d'apporter, en cet endroit, la boite déposée dans le plus proche poste de gardes. Les soins donnés dans ces conditions devaient être le plus souvent inefficaces ou même dangereux. Aussi, plus tard, M. Marc, directeur du service des Secours publics, de 1815 à 1840, en avait si bien compris l'importance, qu'il s'éleva de toutes ses forces contre cette manière de procéder (2). « Dans un système

---

(1) Postes de secours pour Malades et Blessés. Page 53.

(2) Marc. — Nouvelles recherches sur les soins à donner aux noyés et asphyxiés (1835).

bien entendu de secours à donner aux noyés, il vaut mieux, disait-il, porter l'asphyxié par submersion, du lieu de l'accident à celui où se trouve l'appareil de secours médicaux, que de déplacer celui-ci pour le porter là où gît l'asphyxié.

« Ce principe est fondé sur les considérations suivantes :

« 1° La perte de temps nécessaire pour faire arriver la boite de secours de l'entrepôt à l'endroit où l'accident a eu lieu, est plus considérable que si l'on portait le noyé de cet endroit vers celui où les secours doivent lui être administrés ; car on peut l'y conduire directement, tandis qu'il faut une course pour aller chercher la boite et une autre pour l'amener près du noyé.

« 2° Dans le cas où l'on admettrait le déplacement de la boite, le noyé déposé sur la rive ne peut y être convenablement secouru à l'air libre, surtout pendant la mauvaise saison, où le retour de la chaleur animale serait beaucoup plus difficile à obtenir que si le noyé était abrité dans un lieu dont il serait facile de hausser la température à volonté. On pourrait, il est vrai, objecter qu'il serait facile de porter le noyé dans une habitation voisine où on lui administrerait des secours que sa position exigerait ; mais cette objection est peu solide. Outre qu'on ne trouve pas toujours un local convenablement disposé à cet effet, il faut encore tenir compte de la répugnance de bien des gens à ouvrir leurs habitations dans une pareille circonstance ; il faut d'ailleurs, et nous parlons par expérience, songer aux contestations qui s'élèvent alors entre les propriétaires ou locataires et les secouristes, aux refus, à la perte de temps enfin qui résulte de cet état de choses, et qui est bien plus considérable que si on transportait immédiatement le noyé jusqu'au local où se trouvent réunis les moyens de secours.

« 3° Il est inévitable que dans le déplacement et le transport des boites ou appareils de secours, transport qui se fait ordinairement avec précipitation, les instruments ne se dégradent, ne s'égarent, ou même ne se perdent, que les flacons ne se brisent souvent. La boite éprouve toujours quelque dommage.

« 4° Enfin, si l'on veut donner aux secours toute la perfection désirable, il sera d'autant moins praticable de transporter les moyens de secours médicaux auprès du noyé, que parmi ces moyens il en est qui seraient difficilement transportables. »

M. Marc fait suivre ces considérations d'un projet d'établissement de postes de secours (1) : « Le local destiné à recevoir un noyé doit être situé le plus près possible de l'eau. Cependant, il doit être à l'abri de l'inondation, ou bien, si les localités se refusent à cette condition, être construit sur un bateau d'une dimension convenable et solidement amarré. Si l'on veut que ce local ne laisse rien à désirer, il doit se composer d'un rez-de-chaussée surmonté d'un étage. Le rez-de-chaussée se composera d'une grande pièce d'au moins 15 pieds de long sur 10 à 12 de large et 9 de haut. Un nombre suffisant de croisées permettra d'abaisser promptement, à volonté, la température de la pièce, au point de la rendre égale à celle de l'air extérieur (2). La pièce sera chauffée par une cheminée ; elle contiendra une armoire pour recevoir les divers médicaments et appareils destinés à l'administration des secours. Au milieu de la pièce sera une table solide de 6 pieds et demi de long, sur laquelle on placera, sur une paillasse couverte d'une toile imperméable, le submergé.

« Une autre petite pièce contiendra un lit complet, dans lequel on pourra, au besoin, coucher le submergé lorsqu'il aura recouvré la vie, et l'y laisser reposer le temps nécessaire.

« Il y aura une troisième pièce à cheminée qui servira de bûcher et de cuisine. Elle contiendra une chaudière de la contenance de quatre seaux avec son fourneau, une baignoire ou un caléfacteur à double fond.

« L'étage supérieur se composera de quatre pièces et communiquera par un escalier avec la cuisine. Une de ces pièces servira de séchoir pour les couvertures de laines, les draps et autres linges ; les trois autres pièces seront habitées par un gardien-secouriste et sa femme (3).

« La meilleure manière de disposer les lieux de secours sur les bords d'une rivière ou d'un canal, est de les éche-

---

(1) On verra, plus loin, l'organisation actuelle des Pavillons de secours aux noyés dont nous devons la création, en 1871, au zèle, à l'intelligence et surtout à la persévérance déployés par M. le Dr Auguste Voisin, Directeur actuel des secours publics.

(2) Cette condition est nécessaire particulièrement lorsque dans la saison rigoureuse il y aurait à combattre, chez le noyé, les effets de la congélation.

(3) M. Marc faisait remarquer combien il était important qu'il y eût dans chaque dépôt, une femme exercée à administrer les secours, surtout lorsqu'il s'agirait de secourir une personne de son sexe : car il faut compter pour quelque chose, dans certains cas, les effets très funestes de la pudeur alarmée, lors du retour à la vie.

lonner en échiquier, alternativement sur l'une et l'autre rive, en les espaçant à distances égales.

« Chaque lieu de secours devra porter une inscription qui indiquera sa destination. »

Tel était, en 1835, l'avis de M. Marc.

Il existait, toutefois, à cette époque, sur la Seine, deux *Postes spéciaux* où des soins pouvaient être donnés aux submergés. Le premier avait été installé près le pont des Arts dans une dépendance du bureau d'octroi. Il contenait un lit de camp, un brancard et une boite de secours. Les employés d'octroi étaient chargés de la garde du matériel et de donner les soins, le cas échéant. Ce poste a cessé de fonctionner en 1879, lors de la construction, en aval du pont des Arts, d'un pavillon de secours.

Le deuxième poste, que l'on a appelé longtemps *Petite Morgue*, était construit, sur la demande du Préfet de Police, à la Barrière de la Canette, à Grenelle. Composé d'une seule pièce, il contenait un lit de camp, un fourneau, une armoire et des potences en fer pour le brancard. La dépense s'éleva à 985 francs. En 1857, un individu y reçut les secours nécessaires et avec succès ; toutefois, il dut y passer la nuit. Les mariniers qui lui avaient prodigué leurs soins, firent un tel feu, afin de le réchauffer, qu'une poutre, se trouvant près de l'âtre, prit feu. On dut, pour éteindre l'incendie, démolir une partie de la cheminée. Les nombreux cas de submersion qui se produisaient en cet endroit de la Seine, rendant ce poste très utile, une prompte réparation des dégâts était nécessaire ; mais, il n'en fut rien et par suite de nouvelles dégradations, on dut abandonner, en 1859, ce poste important. Le matériel de secours fut alors déposé au bureau d'octroi établi sur une patache à proximité. Ce matériel fut enlevé, en 1885, par suite de la construction d'un Pavillon de secours sur le quai d'Auteuil, près la Porte de Billancourt.

Nous venons de dire que sur l'initiative du Dr Voisin, Directeur des Secours Publics, de véritables Pavillons de secours existaient actuellement sur la Seine et sur les canaux parisiens. En effet, grâce à lui, un progrès réel dans le service des secours aux *Noyés* a été réalisé à Paris, depuis 1875.

Nous extrayons, du mémoire (1), qu'il adressait, en 1873,

(1) *Annales d'hygiène publique*, janvier et avril 1873, t. XXXIX, 2e série.

à M. Léon Renault, alors Préfet de Police, le passage suivant : « Dans la banlieue, il existe 31 boites de secours pour noyés, qui sont répandues le long de la Seine, de la Marne et des canaux, et placées chez des particuliers qui ne demandent pour cela aucune rétribution, chez des éclusiers et dans les bâtiments des services de l'inspection de la navigation.

« L'installation du service pour les noyés est loin d'être aussi bonne à Paris.

« Dans la banlieue, les appareils de secours sont confiés à des mariniers que le médecin-directeur du service a pu instruire, à qui il fait de temps en temps répéter l'instruction du Conseil d'hygiène, tandis que dans Paris les noyés ne peuvent être l'objet d'aucuns soins efficaces de la part de gens qui ne connaissent en aucune façon les soins à leur donner ; et ce ne peut être autrement, puisque dans les divers postes militaires ou de police établis près de la Seine, les agents de la force armée changent tous les jours.

« L'Administration oblige bien tous les établissements de bains (1) sur l'eau, de lavoirs, tous les bateaux à vapeur pour voyageurs ou pour transports de marchandises, à se procurer des boites de secours conformes à un modèle donné, dont le Directeur des Secours Publics a la surveillance, en même temps qu'il est chargé de donner aux mariniers employés sur ces bateaux les instructions du Conseil d'hygiène.

« Mais le service des Secours Publics pèche sous le rapport de l'installation des endroits où l'on doit apporter les blessés, les malades et les noyés ou asphyxiés.

« Rien n'a été changé, sous ce rapport, depuis la création du service, il y a un siècle.

« L'Administration à laquelle j'ai l'honneur d'appartenir avait, il y a cinq ans, sur mon initiative, demandé à la Préfecture de la Seine que dans les nouvelles mairies à construire, il fût réservé une pièce pour les secours publics à côté du poste de police. Ce fut en vain.

« Il en fut de même des propositions tendant à obtenir des fonds pour la construction, le long de la Seine, de petits pavillons destinés à l'installation d'appareils de sauvetage, comme à Londres, pavillons auxquels seraient attachés un certain nombre de *Secouristes* et de bateliers instruits dans les moyens de soigner un noyé, et pouvant exercer une surveillance d'un pavillon à l'autre.

---

(1) Ordonnance de police du 25 octobre 1840.

« La préfecture de police n'a pu obtenir d'argent de la préfecture de la Seine pour ce service humanitaire. Aussi le nombre des asphyxiés par submersion qui sont rappelés à la vie dans le département de la Seine, n'est certainement pas ce qu'il devrait être, si l'installation et les moyens de secours étaient aménagés d'une autre façon dans la ville de Paris : nos sauveteurs n'en rappellent guère à la vie plus d'un tiers, tandis qu'en Angleterre la Société humanitaire ne perd guère plus d'un sur 45 à 50 asphyxiés qu'elle a l'occasion de soigner chaque année.

« Je ne sais si Paris sera jamais doté de moyens de secours comparables à ceux que la Société humaine entretient en Angleterre, mais je ne saurais trop déclarer que l'installation actuelle des postes est arriérée.

« Le seul moyen de remédier à cet insuffisant état de choses serait, je crois, de faire construire sur le bord de la Seine et des canaux, un certain nombre de pavillons de secours, analogues aux pavillons anglais (1).

---

(1) Nos recherches nous permettent d'indiquer ici, mais bien succinctement, l'organisation du Service des secours aux noyés, à l'Etranger :

Allemagne. — Nous dirons plus loin (a) les heureux résultats obtenus dans tout l'empire allemand par l'institution de la Société des Samaritains, grâce au zèle de son fondateur, le chirurgien Esmarch. Les nombreux membres de cette Société connaissent parfaitement les soins qu'il convient de donner à un noyé et savent pratiquer la respiration artificielle. En outre de l'institution des samaritains, la Société a fait placer, dans tous les endroits où se produisent le plus grand nombre d'accidents, des tableaux de sauvetage, actuellement au nombre de 3,500, en fer-blanc, sur lesquels sont imprimées les instructions nécessaires pour permettre au premier venu de rappeler à la vie un noyé. Des figures démonstratives indiquent les manœuvres de la respiration artificielle. Sans nul doute, ces tableaux sont d'une très grande utilité : on en trouve également dans tous les établissements de bains, écoles de natation, dans tous les ports, dans les postes des Sociétés nautiques, des clubs de patineurs, dans les chantiers maritimes, sur les canaux, etc.....

Angleterre. — Les postes de secours sont organisés, payés et dirigés par la Société humanitaire royale, qui a été fondée en 1774 sur l'initiative de Johnson, inspirée par l'exemple de l'établissement de Paris et de l'œuvre hollandaise, et qui est entretenue au moyen de souscriptions privées qui montent à 10.000 fr. par an.

Cette Société a installé en Angleterre plus de 200 maisons de secours, où des soins appropriés peuvent être administrés aux personnes qui sont en danger de perdre la vie d'une façon violente

(a) Secours aux blessés, p. 63.

« Les noyés seraient transportés et soignés dans ces pavillons de secours, suivant les règles et avec les méthodes de perfectionnement justement appréciées. Pour arriver à ce résultat, une subvention suffisante est nécessaire, et je

---

et, en particulier, dans Londres, le long de la rivière Serpentine, du canal du parc Saint-James, de la Tamise, dans Hyde-Park, dans les jardins de Kensington, dans Regent's Park.

La maison de secours de Hyde-Park a la forme d'un pavillon carré et renferme quatre pièces : l'une où se tient le gardien, qui est exercé à toutes les pratiques des soins à donner aux noyés ; la deuxième où sont placés les appareils divers, machine électrique, etc., et les médicaments ; la troisième et la quatrième renferment une baignoire, une table de bois, dont une des extrémités peut être élevée à volonté, une table d'étain, que l'on peut échauffer par de l'eau chaude que des conduits y amènent et sur laquelle on peut coucher le noyé, un lit complet, une cheminée, plusieurs boules d'eau toujours chaude.

Ces postes de secours renferment continuellement 2,000 kilos d'eau chaude destinée aux bains, à la table d'étain et aux boules d'eau.

Lorsqu'un accident a lieu et pendant que les sauveteurs de la Société s'occupent à retirer le noyé de l'eau et à commencer les soins, un messager est envoyé aussitôt à une des stations où se tient continuellement un médecin de garde.

Les instructions de la *Société humaine* (a) contiennent, entre autres, des renseignements fondés sur des données expérimentales et pratiques dues à Marshall Hall et à Sylvester.

La Société publie chaque année un rapport général qui apprend quel est le nombre des individus secourus, quel a été l'objet et le résultat des secours donnés. Elle distribue, également, chaque année, en souvenir d'actes de courage, des médailles d'argent et de bronze, des drapeaux et des certificats.

Autriche-Hongrie. — A Budapesth, la Société des sauveteurs volontaires a pour but de donner les premiers soins en cas d'accidents et de blessures et de secourir les noyés. On verra, ci-après (b), l'organisation de ce corps. En ce qui concerne les secours aux submergés, la Société n'a jusqu'ici à sa disposition qu'un petit vapeur à hélice qu'elle entretient et qui nuit et jour circule sur le Danube. Son équipage se compose de deux conducteurs et de deux mécaniciens. Un petit appareil, placé sur le pont suspendu qui relie Bude à Pesth, permet à tout passant de signaler l'endroit où un accident est survenu. Les frais annuels de ce bateau de sauvetage s'élèvent à 4,450 florins.

A Vienne, la Société s'est divisée en trois sections. La 2me, celle qui nous concerne, est composée de 240 bons rameurs et d'un nombre suffisant de bateaux de sauvetage, construits suivant les principes dictés par la science moderne.

(a) *Royal National Life boat Institution.* Londres, avril 1867, et *Annual Reports of the Royal Human Society.*

(b) Secours aux blessés, p. 64.

puis affirmer que ce serait l'honneur d'un préfet et d'une administration municipale de donner au service des secours publics les moyens d'être à la hauteur de sa mission et de ne pas être autant distancé qu'il l'est par les Sociétés

---

Hollande. — La Société d'Amsterdam a été fondée en 1767 par Claude Noortwigh, Jacob de Clercq et le médecin Jean Scipion Vernede. Elle s'efforce d'éclairer le public en répandant une grande quantité d'imprimés qui contiennent des instructions claires et précises sur les soins à donner aux noyés, et elle tient en dépôt chez les pharmaciens et dans plusieurs établissements publics des boîtes renfermant les appareils, les instruments et les substances nécessaires au traitement. Chaque boîte renferme une instruction très détaillée sur la manière de se servir de ces objets.

Les bateaux, les gabares qui font un service permanent dans les eaux de la ville sont pourvus de boîtes semblables.

La Société place sur un grand nombre de points des bouées de sauvetage. Elle indemnise les personnes chez qui sont reçus les noyés, de la perte ou de la dégradation des objets de literie employés au traitement. Elle paie les honoraires des médecins appelés. Elle décerne des récompenses qui consistent, au choix, en une médaille d'argent, ou une boîte de secours, ou un exemplaire de ses Mémoires. Elle décerne, en outre, une médaille extraordinaire en argent ou une gratification plus considérable à ceux qui, en secourant les noyés, exposent leur propre vie.

Il n'existe à Amsterdam aucune institution municipale de secours aux noyés.

A part quelques encouragements en argent accordés par la police, l'autorité n'intervient qu'en prêtant son concours à la Société.

Des publications de l'autorité faites à la *requête de la Société* rappellent de temps en temps à la population quelles sont les mesures à prendre, en cas d'accident.

Des dispositions municipales obligent tous les débitants de boissons à recevoir à toute heure du jour et de la nuit dans leurs établissements les noyés retirés de l'eau. Ces débitants doivent, en outre, tenir affichées chez eux les instructions publiées par la Société sur les secours aux noyés.

Tous les patrons des bateaux, des gabares et autres embarcations qui font le service permanent dans les eaux de la ville, doivent également avoir ces instructions à leur bord.

Les agents de la police municipale sont chargés de prendre toutes les dispositions propres à assurer le bon ordre lors des sauvetages, et de procurer toutes les facilités convenables pour la mise à exécution de ces instructions. Ils doivent, en outre, faire et communiquer à la Société des rapports de nature à l'éclairer sur les titres acquis aux récompenses et aux indemnités qu'elle accorde.

Enfin, la municipalité entretient sur un grand nombre de points à l'intérieur et aux abords de la ville, le long de ses innombrables canaux, des dragues, des crocs destinés à agir sous la glace, d'autres instruments appropriés à la recherche des corps, et une certaine quantité de bouées de sauvetage.

d'Amsterdam et de Londres, et par la municipalité de Madrid.

« Puisse-t-on faire, dans l'installation de maisons et de postes de secours, tout ce qu'est en droit de demander un médecin qui est appelé auprès d'un malade ou d'un blessé !

« Telle est aujourd'hui encore la situation d'un service qui, malgré ses imperfections et son mince budget, a secouru, en 1869, jusqu'à 700 individus, blessés, indisposés sur la voie publique ou tombés à l'eau. »

Comme on le voit, le Directeur des Secours Publics de la Seine ne craignait pas de signaler les défauts du service à la tête duquel il avait été placé en 1861 et il demandait les améliorations qu'il jugeait nécessaires au point de vue humanitaire, et nous pourrions ajouter, patriotique, eu égard à l'organisation des secours à l'Étranger.

Dès qu'il prit son service, en 1860, M. le Dr Aug. Voisin fut frappé de l'organisation insuffisante, surtout en ce qui concernait l'asphyxie par submersion : les individus étaient apportés dans des corps de garde où le mobilier et les objets les plus indispensables manquaient pour soigner un asphyxié. Il y avait bien la boîte de secours renfermant un certain nombre de médicaments et d'appareils ; mais dans un moment où l'on est pressé, comme dans le cas de submersion, les objets ne sont pas aisés à trouver dans une caisse de dimensions nécessairement restreintes.

Les secours, pour être efficaces, doivent être administrés par des personnes expérimentées ; or ces secours étaient donnés par les premiers sergents de ville venus, ceux qui se trouvaient dans le poste, au moment où l'on amenait l'asphyxié.

M. Aug. Voisin avait fréquemment constaté, en outre, l'utilité pour un asphyxié rappelé à la vie, de pouvoir rester dans une atmosphère chaude, pendant un temps assez long, sous peine de contracter une pleuro-pneumonie et sous peine aussi de se refroidir et de succomber. Un certain nombre d'asphyxiés, qui avaient été admirablement rappelés à la vie par des sauveteurs, mouraient plusieurs heures et plusieurs jours après, de refroidissement et de pneumonie. Il ne suffisait pas de réveiller la circulation et la respiration chez un asphyxié, il fallait encore suppléer pendant un certain temps à la calorification insuffisante, et pour cela maintenir le malade dans un milieu à température élevée. Un bain chaud devait être, évidemment, excellent à cet effet ; or, il s'agissait de trouver un moyen pratique pour faire entrer le *bain chaud* dans le traitement d'urgence de l'asphyxie et de la syncope par submersion.

Enfin, la création de pavillons spéciaux pour les *Noyés* s'imposait.

Il n'existait rien en France ni à l'Etranger qui pût servir de modèle à la création projetée ; Londres, Anvers ne présentaient que des installations très imparfaites ; Amsterdam, cette grande cité maritime, ne possédait aucune institution municipale, ni aucun local affecté aux secours aux noyés, mais seulement une société de propagande, de subvention et de récompenses aux sauveteurs. Aucune organisation en Italie et en Suisse.

Le Directeur des Secours Publics établit donc le projet d'un pavillon de secours (fig. 1 et 2) répondant à tous les *desiderata* et en proposa l'adoption aux pouvoirs publics, en 1867 ; mais jusqu'en 1872, il ne put obtenir les améliorations qu'il réclamait, annuellement, dans ses rapports. Son appel fut enfin entendu par M. Léon Renault, Préfet de Police à l'esprit ouvert au progrès, qui, le premier, voulut bien prendre en considération sa proposition ; et, en 1873, l'Administration obtenait, du Conseil municipal, un premier crédit de 21,000 francs pour la construction de trois pavillons de secours aux noyés. Le Directeur des Secours Publics vit ainsi ses efforts réussir à son gré. Il sut, également, profiter du passage de M. Félix Voisin, son frère, à la Préfecture de police, pour continuer son œuvre, qui a bien prospéré depuis.

Seize pavillons de secours ont été construits, jusqu'ici, sur la Seine et sur les canaux parisiens : c'est une somme de 158,070 fr. qui a été votée, à cet effet (1), par les conseils

(1) Pavillons construits :

3 en 1874....	21.000 fr.
3 en 1877....	26.816
3 en 1878....	26.625
3 en 1883....	30.000
3 en 1885....	38.000
	145.441 fr.

On ne doit pas être étonné de l'augmentation toujours croissante du crédit affecté à la construction de ces pavillons. Des modifications sont continuellement apportées dans les plans primitifs. Dès 1883, on donna, à ces postes, un mètre de plus de superficie et en 1885, on adjoignit un bachot de sauvetage à chaque nouveau poste. Les derniers pavillons construits sur la Seine sont à l'abri de l'inondation.

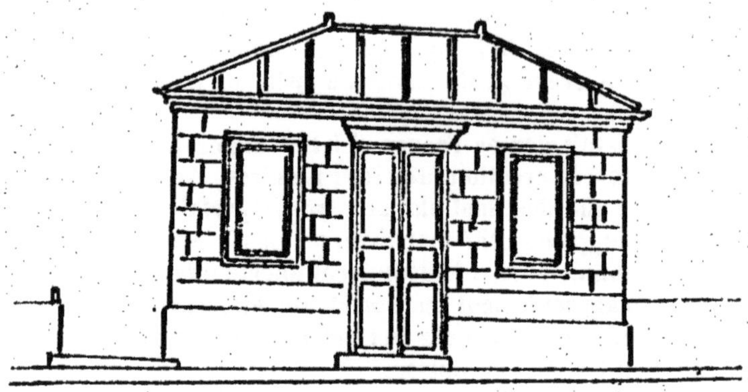

Fig. 1. — Entrée du Pavillon de secours.

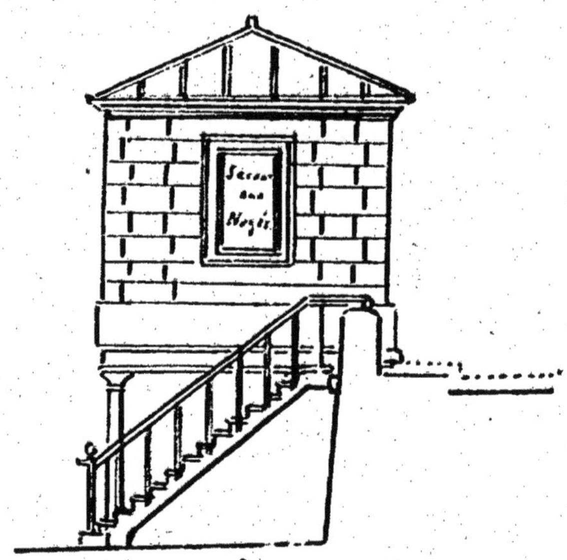

Fig. 2. — Façade latérale du Pavillon de secours.

municipaux qui se sont succédés depuis 1873. Le nombre de ces postes sera certainement bientôt augmenté.

C'est ainsi que la Ville de Paris aura porté ce service de secours, au niveau des progrès de la science ; et n'aura plus rien à envier aux principales villes de l'Etranger.

Les seize pavillons actuels sont situés en aval des ponts :

Emplacement	Arrondissement	
Pont des Arts, quai du Louvre..	1er arrond.	Seine.
» d'Arcole, quai de Gesvres.	4e —	
» Royal, quai d'Orsay.......	7e —	
» de l'Alma, quai d'Orsay, 99		
» des Invalides, quai de la Conférence............	8e —	
Ecluse des Récollets, quai Jemmapes, 14..................	10e —	Canal Saint-Martin.
Pont du Temple, quai Jemmapes, 102..................		
Bassin de Pantin, quai Valmy, 201		
Ecluse des Maures, quai Valmy, 157..................		
Pont d'Austerlitz, place Mazas..	12e —	Seine.
» de Bercy, quai de la Râpée.		
» National, quai de Bercy....		
» de Grenelle, quai de Javel.	15e —	
» viaduc d'Auteuil, porte de Billancourt..............	16e —	
Bassin, quai de l'Oise, 29.......	19e —	Canal de l'Ourcq
Boulevard Macdonald, talus des fortifications		Canal St-Denis

Trois nouveaux pavillons sont projetés et leur emplacement est déjà fixé, savoir :

Emplacement	Arrondissement	
Quai des Célestins, près l'abreuvoir..........................	4e arrond.	Seine.
Quai de la Loire, près la 1re écluse.........................	—	Canal Saint-Martin.
Quai de la Loire, 99, près les Magasins généraux...........		

Ces postes de secours (fig. 3) comportent un matériel spécial. D'abord une *table de bois* très lourde dont le dossier peut se relever au moyen d'une crémaillère et au bout de laquelle est un appui pour les pieds du noyé. Cette table a une hauteur de 78 centimètres.

Un *coussin plat* de cuir verni destiné à supporter la tête du patient pendant qu'il est couché sur cette table. Un *coussin rond* dans les deux tiers et plat dans un, que l'on place sous la poitrine pour la cambrer en avant.

Un *caléfacteur* de cuivre (fig. 4), long de 1m78, large de

$0^{m}76$, élevé de $0^{m}53$, ayant la forme d'un matelas et dans l'intérieur duquel existe une nappe d'eau, que l'on peut porter en sept minutes à la température de 70° et en dix minutes à 100° par quatre brûloirs à gaz dont trois à eux

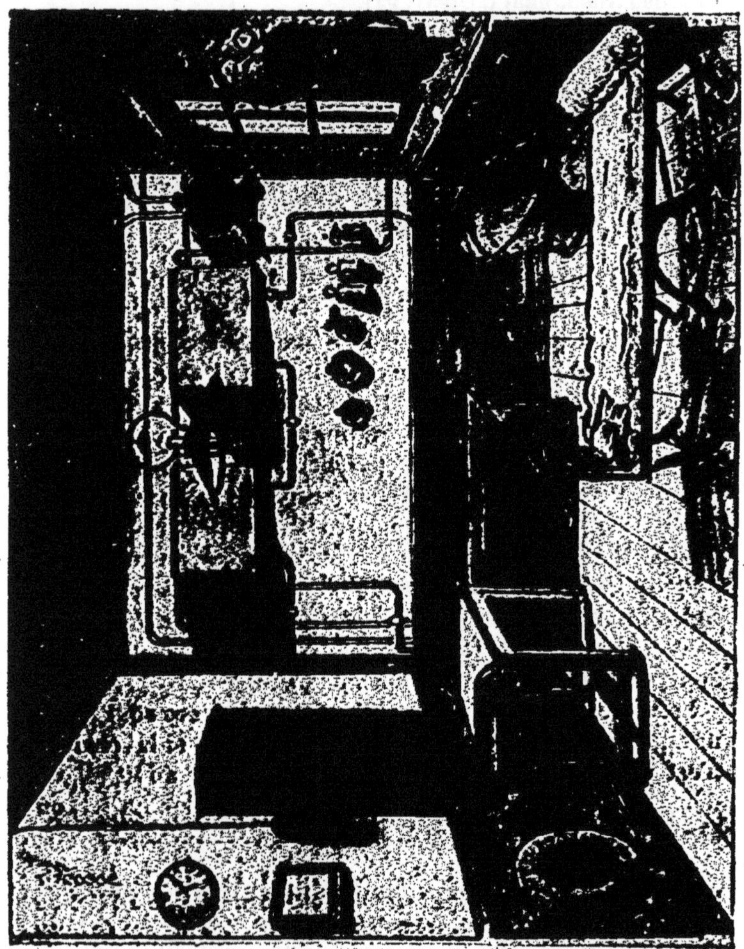

Fig. 3. — Intérieur d'un Pavillon de Secours aux noyés.

seuls sont pourvus de 102 becs. Ce caléfacteur renferme 120 litres d'eau et est en communication, d'une part, avec le réservoir d'eau froide et d'autre part, avec un réservoir à eau chaude qui peut alimenter *une baignoire*. L'eau de l'appareil est toujours maintenue de 25 à 30° par le troisième brûloir qui est indépendant et toujours allumé.

Dès que l'agent est averti de l'arrivée d'un noyé, il allume les trois autres brûloirs et il pose le *matelas* sur le caléfacteur ; ce matelas, en varech, et enveloppé dans une forte toile est bientôt échauffé. On le porte alors sur la table et on étend immédiatement dessus le noyé préalablement débarrassé de ses vêtements mouillés et enveloppé dans un peignoir de laine. Des frictions sèches ou avec des liquides excitants sont aussitôt faites et aident au rétablissement de la circulation (1).

Si la peau reste froide et marbrée après quelques minutes, l'agent prépare un bain chaud à 32° : le noyé y est porté, mais seulement lorsqu'il a commencé à respirer ; les frictions et les mouvements des bras sont continués pendant qu'une éponge mouillée d'eau froide est appliquée sur la tête, afin de lutter contre la congestion cérébrale toujours possible. Après quelques minutes, deux à quatre au plus, le noyé est essuyé et replacé sur le matelas qui, pendant le bain, avait été reposé sur le caléfacteur.

Un deuxième bain peut encore être donné si le refroidissement persiste. Si la respiration et la connaissance revenues, la chaleur ne revient pas, et si la peau reste violacée, on place de nouveau le patient dans la baignoire vidée à moitié et on lui administre sur le dos une douche d'eau froide de quelques secondes au plus au moyen de l'*appareil à douches* communiquant avec le réservoir d'eau froide et placé sur la baignoire. On fait suivre la douche de frictions et on remet le malade, toujours enveloppé dans des couvertures, sur le matelas chaud.

Lorsqu'enfin la respiration et la connaissance sont revenues, le patient doit être placé dans *le lit*, si la chaleur n'est pas revenue entière. En hiver, le séjour au lit est indispensable pendant un certain nombre d'heures et, en

(1) Chaussier, dans son instruction sur les moyens de secourir les noyés, recommandait particulièrement l'eau réduite à l'état de vapeur. Son procédé était simple : Il consistait à mettre de l'eau dans une bouilloire en fer-blanc dont le couvercle présentait la forme d'un entonnoir renversé et se terminait par un large tuyau qui le coupait à angle obtus ; l'extrémité de ce tuyau incliné de bas en haut s'introduisait dans le lit sous les couvertures relevées par un arceau. La bouilloire était disposée sur un fourneau qui faisait entrer en ébullition l'eau qu'elle contenait et l'entretenait dans cet état.

D'après Marc, ce moyen peut n'être pas sans efficacité ; mais il exige tellement de précautions que l'on doit, de préférence, employer la chaleur sèche.

tout cas, la nuit. On met aux pieds et le long de la poitrine du malade des *boules* remplies d'eau chaude et on le laisse ainsi plusieurs heures, vingt-quatre quelquefois. On comprendra facilement l'importance du maintien au lit dans un local bien chaud, d'un individu que la nature des phénomènes qu'il a ressentis expose à un refroidissement progressif mortel. Ce danger n'est donc plus à craindre, grâce

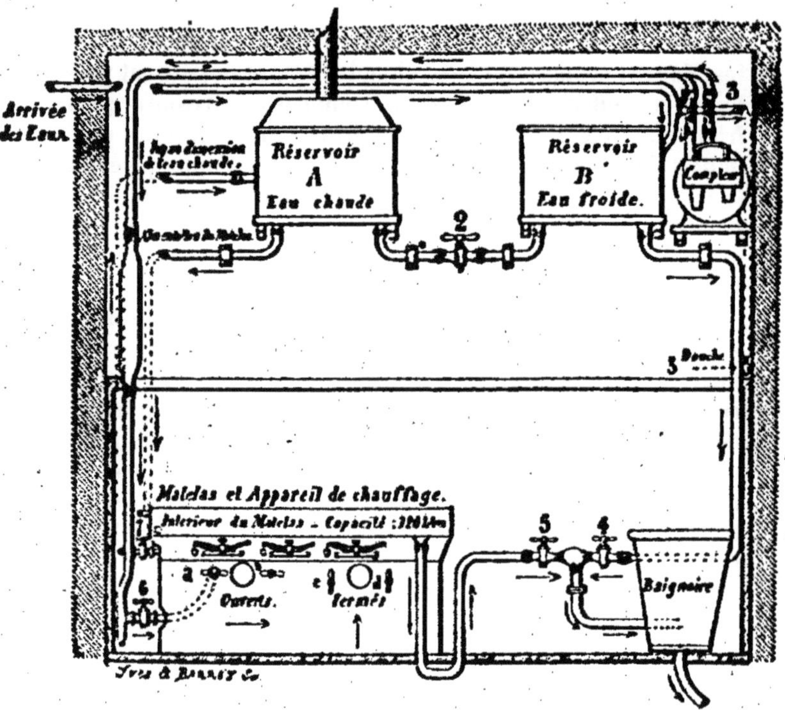

Fig. 4. — Appareil de chauffage ou caléfacteur.

Appareils à eau froide et à eau chaude pour les pavillons de secours. — Manœuvre des appareils. — Instructions. — *Eau.* — Robinet nº 1, arrêt principal (alimentation du réservoir B eau froide). — Robinet nº 2. Communication du réservoir B au réservoir A (ce robinet doit toujours rester ouvert). — Robinet nº 3. Douche (pour le service, dévisser le robinet à chapeau et ouvrir la clef). — Robinet nº 4. Eau froide alimentant la baignoire. — Robinet nº 5. Eau chaude alimentant la baignoire et vidant le caléfacteur. (Dans le cas où l'eau du caléfacteur serait à une température trop élevée, il suffirait d'ouvrir ce robinet et l'eau chaude serait immédiatement remplacée par l'eau froide.) — *Gaz.* — Robinet nº 6, alimentation des foyers (points a, b, c, et d, robinets des foyers). Alimentation des allumeurs.

aux appareils caléfacteurs et à la possibilité de maintenir le malade au lit pendant un temps plus ou moins long.

Chacun des pavillons contient, dans des armoires, le matériel ordinaire des caisses de secours adoptées par le Conseil de salubrité, le 24 juillet 1891. On y a déposé également un *brancard à bras*, une *ligne* et une *bouée* de sauvetage ainsi qu'une *gaffe*.

Au devant de chaque poste est amarré un *bachot* de sauvetage.

Les pavillons, confiés d'abord à des gardiens de la paix qui, au nombre de trois par poste, s'y succédaient sans interruption jour et nuit, sont aujourd'hui occupés chacun par un gardien de la paix, toujours le même, qui est initié à tous les détails du traitement par les instructions verbales que le Directeur des Secours Publics lui a données (1) et surtout par la pratique journalière et constante. C'est un grand avantage de posséder un corps d'agents expérimentés qui veillent jour et nuit, et sont toujours prêts à se porter au secours des noyés dès le premier signal.

Tout Pavillon de secours est mis en communication, avec le poste de police le plus proche, au moyen d'un fil télégraphique ; un agent du poste, aussitôt averti, va requérir un des médecins qui se sont fait inscrire à cet effet.

Dans chaque Pavillon est suspendu au mur, un tableau indicateur qui renferme l'Instruction adoptée le 24 juillet 1891, par le Conseil de salubrité (2).

---

(1) « Je continue à leur donner des instructions et des répétitions qui les mettent à même d'administrer les premiers secours aux noyés, qui sont, on le sait, les plus efficaces, en attendant l'arrivée du médecin appelé. J'insiste toujours auprès d'eux sur l'importance qu'il y a à s'occuper d'abord de dégager les voies respiratoires et de tenir la bouche ouverte, de nettoyer l'arrière-gorge, d'imprimer des mouvements d'élévation aux membres supérieurs et je recommande de n'employer le bain et le caléfacteur, que lorsque la respiration a déjà manifesté son retour de la façon même la plus légère.
La mise au bain chaud doit être courte, répétée au besoin, ainsi que le placement sur le caléfacteur préalablement couvert du matelas de laine. J'insiste sur les frictions, sur la douche, pour rappeler la chaleur à la peau et lutter contre la cyanose chez les asphyxiés. » (Dr A. Voisin.)

(2) Nous pensons devoir insérer, en son entier, cette *Instruction* dont les prescriptions sont encore peu connues du public :

Remarques Générales. — 1° Les personnes asphyxiées ne sont souvent que dans un état de mort apparente. — 2° Pour les personnes étrangères à la médecine, la mort apparente ne peut

Les instruments et médicaments prescrits par l'Instruction de 1891, qui font partie de la boite fumigatoire, sont placés dans un placard. Nous allons en indiquer l'usage :

Le *spéculum laryngien* du Dr Labordette, de Lisieux, a été soumis, en 1866, à l'examen du Conseil qui en a ordonné le dépôt dans les boites de secours pour asphyxiés. Cet instrument est destiné à maintenir aisément la langue du

---

être distinguée de la mort réelle que par la putréfaction. — 3° La couleur rouge, violette ou noire du visage, le froid du corps, la raideur des membres ne sont pas des signes certains de mort. — 4° La rigidité des mâchoires, dans la submersion, est un indice favorable du succès des secours. — 5° On doit, à moins que la putréfaction ne soit évidente, administrer des secours à tout individu noyé ou asphyxié, même après un séjour prolongé dans l'eau ou dans le lieu où il a été asphyxié. — 6° Les secours les plus essentiels à prodiguer aux asphyxiés peuvent leur être administrés par toute personne intelligente ; mais pour obtenir du succès, il faut les donner *sans se décourager*, quelquefois plusieurs heures de suite. On a des exemples d'asphyxiés par le charbon qui ont été rappelés à la vie après des tentatives qui avaient duré six heures et plus. — 7° Quand il s'agit d'administrer des secours à un asphyxié, il faut éloigner toutes les personnes inutiles ; cinq à six individus suffisent pour les donner ; un plus grand nombre ne pourrait que gêner ou nuire. — 8° Le local destiné aux secours ne devra pas être trop chaud ; la meilleure température est de 17 degrés du thermomètre centigrade (14 degrés de celui de Réaumur). — 9° Enfin les secours doivent être administrés avec activité, mais sans précipitation et avec ordre.

ASPHYXIÉS PAR SUBMERSION : I. — *Règles à suivre par ceux qui repêchent un noyé.* — 1° Dès que le noyé est retiré de l'eau, on ne doit le coucher ni sur le dos, ni sur le ventre, mais sur le côté, de préférence sur le côté droit. On incline légèrement la tête en la soutenant par le front ; on écarte doucement les mâchoires, et l'on facilite ainsi la sortie de l'eau qui pourrait s'être introduite par la bouche et par les narines. On peut même, immédiatement après le repêchage du noyé, pour mieux faire sortir l'eau, placer à différentes reprises la tête *un peu plus bas* que le corps, *mais il ne faut pas la laisser chaque fois plus de quelques secondes dans cette position*. Par conséquent, il faut bien se garder de la pratique suivie par quelques personnes, et qui consiste à suspendre le malade par les pieds, dans l'intention de lui faire rendre l'eau qu'il pourrait avoir avalée. Cette pratique est absolument dangereuse. — 2° Après l'évacuation des mucosités, on replace le malade sur le dos et on comprime ensuite doucement et alternativement le bas-ventre de bas en haut, et les deux côtés de la poitrine, de manière à faire exercer à ces parties les mouvements qu'on exécute lorsqu'on respire. — 3° Si au bout d'une ou deux minutes, au plus, le noyé ne paraît pas se ranimer, on interrompra ces manœuvres pour le transporter le plus promptement possible au poste de secours.

noyé abaissée et les voies respiratoires ouvertes. Après que les dents ont été desserrées à l'aide d'un *levier* en buis, le spéculum est introduit et facilite beaucoup la détersion de l'arrière-gorge, et est d'un grand secours pour l'arrivée de l'air dans les voies aériennes, ce qui permet, dans la plupart des cas, de rappeler le noyé à la vie.

Lorsque le spéculum est introduit, il est fait usage d'une

Pendant ce transport, la tête et la poitrine seront placées et maintenues dans une position un peu plus élevée que le reste du corps; la tête restera libre et le visage découvert. On tâchera de protéger le corps contre le froid à l'aide de couvertures, de vêtements, de paille ou de foin. Mais si l'on n'a pas ces objets sous la main, il ne faut pas perdre de temps à les chercher et retarder ainsi le transport au poste.

En même temps on fera prévenir un médecin.

II. — *Des soins à donner lorsque le noyé est arrivé au poste de secours.* — 1° Aussitôt après l'arrivée du noyé, on lui ôtera ses vêtements le plus promptement possible, en commençant toujours par ceux du cou. Il sera essuyé, posé sur une paillasse ou un matelas, enveloppé d'une couverture de laine et revêtu, si la température est basse, d'un peignoir également de laine. — 2° Si le noyé est sans connaissance, on lui fera une injection sous-cutanée d'éther sur un point quelconque des membres ou du tronc, en évitant seulement de piquer une veine. Cette injection pourra être renouvelée quatre ou cinq fois, toutes les trois minutes, si aucune amélioration ne se produit. On appliquera aussi une feuille de sinapisme sur chaque cuisse et sur chaque mollet; ces sinapismes ne devront jamais être laissés plus de cinq minutes au même endroit. — 3° Tout en donnant les premiers soins, on couchera encore, une ou deux fois, le corps sur le côté droit; on fera légèrement pencher la tête en la soutenant par le front, pour faire rendre l'eau. Cette opération, comme il a été dit, ne devra durer que quelques secondes chaque fois. Il est inutile de la répéter s'il ne sort pas d'eau, de mucosités ou d'écume. — 4° Si les mâchoires sont serrées, il convient de les écarter légèrement et sans violence, en employant le *petit levier en buis.*

Dans le cas où les mucosités ou glaires ne s'écouleraient qu'avec peine, on en faciliterait la sortie à l'aide du doigt, des barbes d'une plume, ou d'un bâtonnet couvert de linge. Le *spéculum laryngien* peut être utilement employé à cet effet. Il faut toujours veiller à ce que la langue ne se renverse pas en arrière et la maintenir hors de la bouche. — 5° On cherchera à provoquer la respiration par la méthode suivante due à Sylvester (fig. 5 et 6): Étendre le patient sur une surface, autant que possible, légèrement inclinée et à la hauteur d'une table; faire saillir un peu la poitrine en avant, au moyen d'un coussin ou de vêtements roulés; se placer à la tête du patient, lui saisir les bras à la hauteur des coudes, les tirer vers soi doucement en les écartant l'un de l'autre, les tenir étendus en haut pendant deux secondes, puis les ramener le long du tronc en competite *éponge* montée sur une baleine et destinée à enlever, de l'arrière-gorge, toutes les mucosités qui pourraient empêcher l'air extérieur de pénétrer dans les poumons.

Le *marteau de Mayor* dont l'emploi a été préconisé par le Conseil pour réveiller la contractibilité du cœur et des poumons est un instrument, dans la forme d'une hachette,

---

primant latéralement la poitrine en même temps qu'une autre personne la pressera d'avant en arrière. Par l'élévation des bras, on fait entrer dans la poitrine le plus d'air possible et on l'en fait sortir par leur abaissement et par la pression. Cette double manœu-

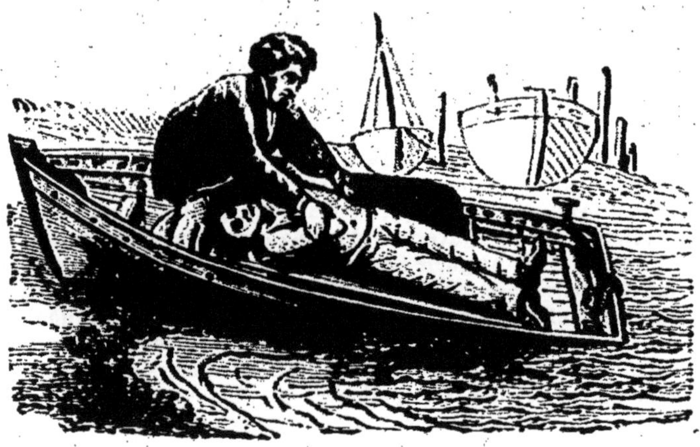

FIG. 5. — Méthode Sylvester.

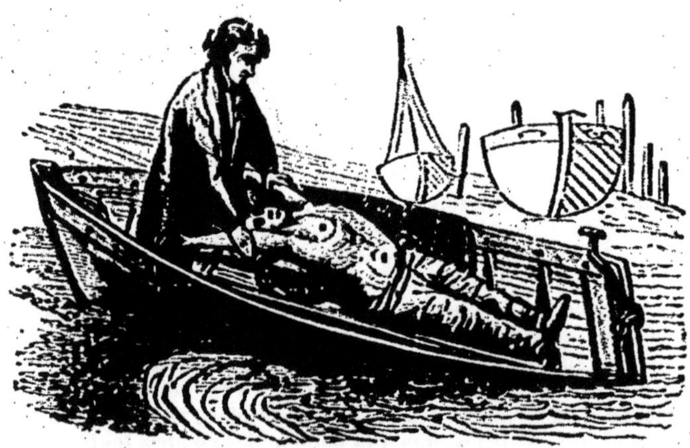

FIG. 6. — Méthode Sylvester.

dont la tête est en cuivre, et le manche en buis. La partie en cuivre du marteau se plonge dans l'eau bouillante et alors elle est appliquée à 5 à 6 reprises différentes au niveau des dernières côtes. Cette application ne doit, du reste, durer que quelques secondes.

Une *palette graduée*, pour la saignée, a été déposée dans les boites, en 1842.

---

vre a pour but d'imiter les deux mouvements de la respiration. On répétera cette manœuvre alternativement quinze fois environ par minute et jusqu'à ce qu'on aperçoive un effort du patient pour respirer (a). — 6° Aussitôt que la respiration tend à se rétablir (b) il faut cesser de donner au noyé les soins qui viennent d'être indiqués et s'occuper des moyens de le réchauffer. — 7° On remplira d'eau bien chaude la bassinoire et on la promènera, par-dessus le peignoir en laine, sur la poitrine, sur le bas-ventre, le long de l'épine du dos, en s'arrêtant plus longtemps au creux de l'estomac et aux plis des aisselles ; on l'appliquera également à la plante des pieds (c). — 8° Les moyens indiqués ci-dessus doivent être employés en ayant soin de se régler sur la température extérieure ; il faut veiller à ce que le corps du noyé ne soit pas exposé à une chaleur supérieure à trente-cinq degrés centigrades. Quoique l'eau de la bassinoire soit à une température plus élevée, cette chaleur, dont l'action ne s'exerce qu'au travers d'une couverture ou d'un peignoir de laine, ne peut avoir aucun inconvénient. — 9° A ces divers moyens qui ont pour but de réchauffer le noyé et de rétablir la respiration, on ajoutera, pour développer progressivement la chaleur, des frictions assez fortes, à l'aide des frottoirs en laine chauds, sur les côtés de l'épine du dos, ainsi que sur les membres. Ces frictions seront faites avec ménagement à la région du cœur, au creux de l'estomac, aux flancs et au ventre. On brossera doucement, mais longtemps, la plante des pieds, ainsi que la paume des mains.

Si l'on aperçoit que le noyé fait des efforts pour respirer, il faut discontinuer, pendant quelque temps, toute manœuvre qui pourrait comprimer la poitrine ou le bas-ventre et contrarier leurs mouvements, mais, dans ce cas, il serait utile de passer rapidement et à plusieurs reprises le flacon d'ammoniaque sous le nez. — 10° Si un noyé, *ayant déjà repris connaissance*, paraît éprouver beaucoup de difficultés à respirer, et si l'on remarque qu'il lui sort de l'écume par la bouche ou par le nez, on tâchera de provoquer des vomissements en chatouillant le fond de la gorge. On pourrait même faire prendre un paquet d'ipéca si l'on sait que le noyé se trouve à jeun. — 11° Il ne faut pas donner de boisson à un noyé avant qu'il ait

(a) On peut même, à de longs intervalles, imprimer des secousses brusques à la poitrine, avec les mains largement étendues sur les côtés de cette cavité. Mais ce moyen ne peut être mis en pratique que par une personne habituée à l'administration des secours.

(b) Voir le procédé Laborde, p. 28.

(c) Les médecins qui sont appelés à donner des secours pourront faire usage du marteau de Mayor. Son application faite cinq à six fois au niveau des dernières côtes, ne devra durer que quelques secondes.

A côté, on trouve également : des *bandes à saigner* ; des *compresses* ; une plaque de *taffetas* d'Angleterre.

Un *peignoir* en laine d'une longueur de 1 m. 10 c., un *bonnet* de laine, deux morceaux de flanelle ou frottoirs, pour essuyer et frotter le corps du noyé et un *nouet* de poivre et de camphre pour la conservation des lainages. Un *levier* en buis pour desserrer les dents du submergé.

---

repris ses sens et qu'il puisse facilement avaler. Cependant on peut, en vue de le ranimer, lui introduire dans la bouche quelques gouttes d'eau-de-vie ordinaire, d'eau de mélisse ou d'eau de Cologne, et à défaut de ces spiritueux, l'eau-de-vie camphrée qui se trouve dans la boîte de secours. — 12° Après une demi-heure d'administration assidue, mais inutile des soins indiqués plus haut, on pourra recourir, sous la direction d'un médecin, à l'insufflation de la fumée de tabac par l'anus (a). — 13° Quand le noyé est revenu à la vie, il faut le coucher dans un lit bassiné et l'y laisser reposer le temps nécessaire. A défaut de lit, on portera le noyé à l'hôpital en prenant les précautions convenables pour le soustraire à l'action du froid. Si, pendant le sommeil, la face du malade, de pâle qu'elle était, se colore fortement, et si, après avoir été éveillé, il retombe aussitôt dans un état de somnolence, on lui appliquera des sinapismes *en feuilles* ou *en pâte* entre les épaules, ainsi qu'à l'intérieur des cuisses et aux mollets ; on lui posera en même temps 6 ou 8 sangsues derrière chaque oreille. Il est entendu qu'on n'aura recours à ces moyens qu'en l'absence d'un médecin.

ASPHYXIÉS PAR LES GAZ MÉPHYTIQUES OU AUTRES. — I. — *Asphyxiés par la vapeur du charbon, par les gaz d'éclairage, par les émanations des fours à chaux, des cuves à vin, à bière, à cidre.* (*Les gaz produits sont de l'acide carbonique mélangé ou non d'oxyde de carbone.*) Le traitement qui convient dans ces circonstances est le suivant : — 1° Le malade doit être retiré le plus tôt possible du lieu méphytisé, exposé au grand air et débarrassé de ses vêtements. — 2° Si le malade ne respire pas, on pratiquera immédiatement la respiration artificielle, comme il a été dit précédemment à propos des noyés. Ces manœuvres seront continuées très longtemps ; on

(a) *Manière de pratiquer l'insufflation.* — L'appareil qui sert à cet usage se nomme appareil fumigatoire. Pour le mettre en jeu, on humecte 8 à 10 grammes de tabac à fumer, on en charge le fourneau de l'appareil et on l'allume avec un morceau d'amadou ou avec un charbon ; ensuite on adapte le soufflet à la machine ; quand on voit la fumée sortir abondamment par le bec du chapiteau, on ajoute la canule que l'on introduit dans l'anus et l'on fait mouvoir le soufflet avec précaution.

A défaut de l'appareil fumigatoire, on pourrait se servir de deux pipes ; on en charge une que l'on allume et dont on introduit le tuyau dans l'anus du noyé en guise de canule ; on souffle par le tuyau de l'autre, qui est appliquée sur la première, fourneau contre fourneau. Chaque injection de fumée devra durer une ou deux minutes au plus, et, dans aucun cas, elle ne devra être prolongée au point de provoquer le gonflement du ventre.

Après chaque opération qui pourra être répétée plusieurs fois de quart d'heure en quart d'heure, on exercera, à plusieurs reprises, une légère pression sur le bas-ventre, de haut en bas.

Une lancette pour saignées ;

On emploie des *plumes d'oie* pour chatouiller la gorge. Le chatouillement du pharynx avec la barbe d'une plume est un moyen dont l'action réflexe sur l'estomac est ordinairement prompte et qu'il est permis d'employer chez les asphyxiés dès que la moindre envie de vomir se manifeste, quand même la déglutition ne serait pas encore libre ; car

---

les interrompra quand la respiration spontanée paraîtra se rétablir, pour les reprendre dès que celle-ci cessera de nouveau. Si le malade respire, mais reste sans connaissance, il sera très utile de lui faire faire des inhalations d'oxygène, si l'on peut s'en procurer ; — 3° Quand le malade est sans connaissance, il faut, dès le début, lui appliquer des sinapismes et lui faire une ou plusieurs piqûres d'éther ; on pourra aussi lui jeter, à plusieurs reprises, de l'eau froide à la face ; — 4° Lorsque la respiration sera rétablie, il faudra, après avoir bien essuyé le malade, le coucher dans un lit bassiné, la tête maintenue élevée, et lui faire avaler des boissons chaudes : thé, café ou grog ; — 5° Dès le début, il faut se hâter d'envoyer chercher un médecin qui, seul, pourra donner au malade les soins divers et parfois très prolongés que nécessite son état.

II. — *Asphyxiés par fosses d'aisances, puisards, égouts et citernes. (Les produits sont de l'acide sulfhydrique plus ou moins chargé de sulfhydrate d'ammoniaque, ou de l'azote.)* — 1° Tout sauveteur qui descend dans une fosse d'aisances est exposé à perdre rapidement connaissance par suite de l'action des gaz méphytiques. Il devra donc s'efforcer de rester très peu de temps dans la fosse, de retenir sa respiration le plus possible, tout le temps qu'il s'y trouvera et de n'y descendre qu'après s'être fait attacher à une corde à l'aide de laquelle on le remonterait en cas de besoin (a) ; 2° Dès que l'asphyxié est retiré du lieu méphytisé, on l'expose au grand air à l'abri de toute émanation méphytique. On le débarrasse rapidement de ses vêtements et on le lave largement avec de l'eau chlorurée (b) ou mieux avec une solution de sulfate de cuivre (c) ou de sulfate de fer. On désinfectera, de la même façon, les vêtements. — 3° S'il fait quelques efforts pour vomir, il faut les favoriser en chatouillant l'arrière-gorge avec les barbes d'une plume. — 4° Les soins qu'on lui donnera ensuite sont les mêmes que ceux qui ont été indiqués dans le chapitre précédent.

III. — *Asphyxiés par les gaz impropres à la respiration. (Cares renfermant de la drèche, air confiné ou non renouvelé.)* : Il suffit, en

(a) Lorsque l'agent méphytique est de *l'acide sulfhydrique* ou du *sulfhydrate d'ammoniaque*, comme cela a lieu dans les fosses d'aisances, le sauveteur peut se servir avec avantage d'un *sachet* contenant une certaine quantité de chlorure de chaux, humecté d'eau et placé au-devant de la bouche.

(b) On peut faire usage du chlorure de chaux sec (une cuillérée comble) délayée dans un litre d'eau.

(c) Les commissaires de police de Paris tiennent gratuitement à la disposition du public des paquets de sulfate de cuivre.

ce procédé n'expose pas au danger d'engouer les poumons ou d'exercer sur le système nerveux une action déprimante, comme lorsqu'on introduit le vomitif dans l'estomac.

Une petite boite, en fer-blanc, renferme plusieurs paquets *d'ipéca* en poudre d'un gramme chacun.

Une paire de *ciseaux* de 16 centimètres de long, à lames mousses, permet de couper les vêtements d'un noyé et de

---

général, d'exposer le malade au grand air, d'enlever tout lien autour du cou et de chercher à rétablir la respiration par les moyens indiqués plus haut pour les noyés.

IV. — *Asphyxiés par le gaz d'éclairage.* — Le traitement qui convient est celui qui a été indiqué pour les malades asphyxiés par la vapeur du charbon. On placera le malade au grand air et on usera des moyens les mieux appropriés pour ramener chez lui la respiration, ainsi que cela est dit plus haut.

ASPHYXIÉS PAR STRANGULATION, SUSPENSION OU SUFFOCATION. — 1° Il faut tout d'abord détacher ou plutôt, afin d'aller plus vite, couper le lien qui entoure le cou et, s'il y a pendaison, descendre le corps en le soutenant de manière qu'il n'éprouve aucune secousse. *Tout cela doit être fait sans délai et sans attendre l'arrivée de l'autorité de police.* On enlèvera ensuite ou on desserrera les jarretières, la cravate, la ceinture du pantalon, les cordons de jupes, le corset, en un mot toute pièce de vêtement qui pourrait gêner la circulation. — 2° On placera le corps, mais sans lui faire éprouver de secousses, selon que les circonstances le permettront, sur un lit, sur un matelas, sur de la paille, etc., de manière cependant qu'il y soit commodément et que la tête ainsi que la poitrine soient plus élevées que le reste du corps. — 3° Si le malade est porté dans une chambre, elle ne doit être ni trop chaude, ni trop froide, et il faut veiller à ce qu'elle soit convenablement aérée. — 4° Il est indispensable d'appeler d'urgence un homme de l'art, parce que la question de savoir s'il y a lieu de pratiquer une saignée reposant en grande partie sur des connaissances anatomiques et sur l'examen de la corde et du lien, il n'y a que le médecin qui puisse bien apprécier ces sortes de cas et ordonner ce qui convient. — 5° Lorsqu'après l'enlèvement du lien, les veines du cou restent gonflées, la face rouge tirant sur le violet, si l'homme de l'art tarde d'arriver, on peut mettre, derrière chaque oreille, ainsi qu'à chaque tempe, six à huit sangsues. — 6° Si la suspension ou la strangulation a eu lieu depuis peu de minutes, il suffit quelquefois, pour rappeler le malade à la vie, d'appliquer sur le front et sur la tête des linges trempés dans l'eau froide et de faire en même temps des frictions aux extrémités inférieures. Dans tous les cas et dès le commencement, il faut exercer sur la poitrine et le bas-ventre des pressions intermittentes, comme pour les noyés, afin de provoquer les mouvements de la respiration. Ces manœuvres constituent la partie la plus importante du traitement. On ne négligera pas non plus de frictionner l'asphyxié avec des

le déshabiller le plus rapidement possible sans le blesser.

Un *thermomètre* centigrade accompagne également la boite de secours, afin de pouvoir se rendre un compte exact de la température de la pièce où l'on opère, température, on le sait, qui peut avoir d'heureux ou de nuisibles résultats selon qu'elle est trop élevée ou trop basse. On s'en sert,

---

flanelles ou des brosses, surtout à la plante des pieds et dans le creux des mains. Dès le début aussi, on appliquera des sinapismes et on fera une ou plusieurs piqûres d'éther. — 7° Dès qu'il peut avaler, on lui fera prendre, par petites quantités, de l'eau tiède additionnée d'un peu d'eau de mélisse, de Cologne, de vin ou d'eau-de-vie. — 8° Si, après avoir été complétement rappelé à la vie, le malade éprouve de la stupeur, des étourdissements, les applications d'eau *froide* sur la tête deviennent utiles. — 9° En général, l'asphyxié par suspension, strangulation ou suffocation, doit être traité, après le rétablissement de la vie, avec les mêmes précautions que dans les autres espèces d'asphyxie.

ASPHYXIÉS PAR LE FROID. — 1° On portera l'asphyxié, le plus promptement possible, de l'endroit où il a été trouvé au lieu où il devra recevoir des secours ; pendant ce trajet, on enveloppera le corps de couvertures, de paille ou de foin, en laissant la face libre. On évitera aussi d'imprimer au corps et surtout aux membres des mouvements brusques. — 2° Dans l'asphyxie par le froid, il est de la plus haute importance de ne rétablir la chaleur que lentement et par degrés. Un asphyxié par le froid qu'on approcherait du feu ou que, dès le commencement des secours, on ferait séjourner dans un lieu trop chauffé, serait irrévocablement perdu. Il faut, en conséquence, le porter dans une chambre sans feu et là lui administrer les premiers secours que réclame sa position (a). — 3° Si l'asphyxie a eu lieu par un froid de plusieurs degrés au-dessous de zéro, on déshabillera le malade dont on couvrira tout le corps, y compris les membres, de linges trempés dans l'eau et à laquelle on aura ajouté des glaçons concassés. Il y aurait même avantage à le plonger dans une baignoire contenant assez d'eau additionnée de glace pour que le tronc et les membres en fussent couverts. Enfin, il y a utilité à pratiquer des frictions avec de l'eau glacée et mieux encore avec de la neige. — 4° Lorsque le malade commence à se réchauffer, ou lorsqu'il se manifeste des signes de vie, on l'essuie avec soin et on le place dans un lit, en s'abstenant toutefois d'allumer du feu dans la pièce où est le lit tant que le corps n'a pas recouvré sa chaleur naturelle. — 5° Aussitôt que le malade peut avaler, on peut lui faire prendre un demi-verre d'eau froide dans lequel on aura mis une cuillerée à café d'eau de mélisse, d'eau de Cologne ou de tout autre liquide spiritueux.

(a) Dans quelques localités on a l'habitude de mettre les asphyxiés par le froid dans des tas de fumier ; cette pratique est extrêmement dangereuse sous le double rapport de la chaleur produite et de l'acide carbonique dégagé sous l'influence de la fermentation du fumier.

aussi, pour constater la température du corps, en le maintenant, pendant quelques instants, sous l'aisselle ; si la température est inférieure à 20° centigrades, la mort est certaine ; si elle est supérieure à ce chiffre, la vie est encore probable.

Une boîte de *papiers sinapisés* Rigollot.

Deux flacons contiennent l'un : 500 grammes d'*eau-de-vie*

Remarques. — Il est utile de faire observer que, de toutes les asphyxies, l'asphyxie par le froid est celle qui laisse, selon l'expérience des pays septentrionaux, le plus de chances de succès, même après plusieurs heures de mort apparente. Mais, d'un autre côté, cette asphyxie exige aussi plus que toute autre une grande précision dans l'emploi des moyens destinés à la combattre, et notamment dans le réchauffement lent et progressif du malade.

ASPHYXIÉS PAR LA CHALEUR. — 1° Si l'asphyxie a eu lieu par l'effet du séjour dans un lieu trop chaud, il faut transporter l'asphyxié dans un lieu plus frais et lui enlever, sans délai, tout vêtement qui pourrait gêner la respiration et la circulation. On lui lancera, à plusieurs reprises, de l'eau fraîche à la face et à la partie supérieure du tronc. — 2° Dans toute asphyxie par la chaleur, la première chose à faire est de débarrasser le cerveau, en tirant du sang. S'il n'y a pas de médecin pour pratiquer une saignée et si quelqu'un des assistants est apte à le faire, il ne devra pas hésiter un seul instant, principalement dans les contrées et dans les saisons chaudes. — 3° Les sinapismes en pâte ou en feuilles seront très utilement appliqués aux extrémités inférieures. Ils ne devront jamais être laissés plus de cinq minutes au même endroit. On pourra, aussi, faire une ou plusieurs piqûres d'éther. — 4° Dès que le malade peut avaler, il faut lui faire boire, par petites gorgées, de l'eau fraîche acidulée avec du vinaigre ou du jus de citron. Chez les asphyxiés par la chaleur, les boissons aromatiques ou vineuses sont toujours nuisibles. — 5° En cas de persistance des accidents, et si aucun des assistants n'est apte à pratiquer une saignée, on peut, sans attendre l'arrivée du médecin, appliquer huit à dix sangsues derrière chaque oreille, ou quinze à vingt à l'anus. — 6° Si l'asphyxie a été déterminée par l'action du soleil, comme cela arrive surtout aux moissonneurs et aux militaires, le traitement est le même, mais il faut, dans ce cas, faire des applications d'eau froide sur la tête ; il est à noter que c'est surtout dans ces circonstances que la saignée est efficace. — 7° Pendant l'administration des secours, le malade doit être maintenu dans une position droite et la tête élevée.

ASPHYXIÉS PAR LA FOUDRE. — Si la personne a été asphyxiée par la foudre, il faut la porter immédiatement au grand air, la débarrasser sans délai de ses vêtements, faire des affusions d'eau froide comme dans le cas d'asphyxie par les gaz méphytiques ; pratiquer des frictions aux extrémités et chercher à rétablir la respiration par des pressions alternatives de la poitrine et du

camphrée, l'autre, 100 grammes d'*ammoniaque* (alcali volatil). On s'en sert pour les frictions, au moyen de morceaux de flanelle qui en sont imbibés.

Deux *brosses* également pour frictions.

Un flacon d'*éther sulfurique* de 100 grammes pour en introduire à diverses reprises, dans les narines.

Un flacon (500 grammes) d'*eau de mélisse* spiritueuse.

Une bassinoire à eau bouillante (1).

---

bas-ventre et par les autres moyens employés dans les soins à donner aux noyés.

Objets contenus dans les boîtes de secours aux Noyés et Asphyxiés. — Une paire de ciseaux de seize centimètres de long, à lames mousses ; — un peignoir en laine ; — un bonnet de laine ; — un levier en buis ; — un caléfacteur de un demi-litre à un litre ; — deux frottoirs en laine ; — deux brosses ; — une bassinoire à eau bouillante ; — le corps de la machine fumigatoire ; — son soufflet ; — un tuyau et une canule fumigatoire ; — une boîte contenant du tabac à fumer ; — une aiguille à dégorger la canule ; — une boîte de sinapismes Rigollot ; — des plumes pour chatouiller la gorge ; — une cuillère étamée ; — un gobelet d'étain ; — un biberon ; — une bouteille contenant de l'eau-de-vie camphrée ; — un flacon contenant de l'eau de mélisse spiritueuse ; — un flacon renfermant un demi-litre d'alcool ; — une petite boîte renfermant plusieurs paquets d'ipéca en poudre d'un gramme chacun ; — un flacon à l'émeri, à large ouverture, contenant cinq cents grammes de chlorure de chaux en poudre ; — un flacon contenant cent grammes de vinaigre ; — un flacon à l'émeri contenant cent grammes d'éther sulfurique ; — un flacon à l'émeri contenant cent grammes d'ammoniaque (alcali volatil) ; — une seringue à injections hypodermiques ; — une lancette pour saignées ; — des bandes à saigner, des compresses et une plaque de taffetas d'Angleterre ; — une palette graduée pour la saignée ; — un briquet avec amadou ; — un spéculum laryngien ; — un marteau de Mayor ; — un nouet de poivre et de camphre pour la conservation des objets en laine.

Outre ces objets, on placera dans chaque localité un thermomètre centigrade et un réservoir à gaz oxygène. (Instruction de 1891.)

(1) Dans la boîte de secours se trouve également un flacon de 250 grammes renfermant de l'*alcool rectifié* pour être brûlé et servant à chauffer, dans un petit *caléfacteur*, l'eau destinée à la *bassinoire* en cuivre que l'on substitua en 1812 aux fers à repasser ; on employait ces fers pour ramener la chaleur chez le noyé ; mais trop fortement chauffés, ils pouvaient produire des brûlures assez graves. La difficulté de se procurer, en été surtout, où les submersions sont les plus fréquentes, un fourneau et du charbon, pour chauffer les fers, fit adopter le caléfacteur qui a, en outre, l'avantage de donner en quelques minutes, de l'eau à une haute température. M. Chevallier, membre du Conseil de salubrité, proposait, en 1831, un moyen ingénieux et simple pour chauffer la bassinoire. Son procédé consistait à introduire dans l'appareil, de la chaux vive et à l'y éteindre

Un tableau portant une Instruction sommaire dans laquelle sont consignés les différents temps du traitement et les soins les plus importants (1).

Un flacon contenant cent grammes de vinaigre ;

Une seringue à injections hypodermiques ;

Une *cuillère* étamée ; un *gobelet* d'étain ; un *biberon*, sorte de cafetière dans laquelle on peut faire des infusions et qui, par la forme donnée à son bec, permet d'introduire directement, dans la bouche, le liquide qu'elle contient.

---

avec un peu d'eau. Le dégagement du calorique qui s'opère alors presque aussitôt, permettait de procéder au réchauffement du noyé, dès son arrivée, sans être obligé d'attendre que les fers à repasser, l'eau ou les cendres qu'on employait alors aient acquis, par le feu, le degré de chaleur nécessaire.

(1) Instruction. — « Envoyer chercher un médecin ; Traiter le noyé sans aucun retard ; Oter les vêtements ; envelopper l'individu dans la couverture jusqu'à la ceinture ; Avoir soin que l'air de la pièce soit renouvelé.

« *Traitement à employer en premier lieu pour rappeler la respiration* ; Placer le corps sur la table de bois, la tête légèrement inclinée, le traversin sous le dos, le coussin sous la tête. Ouvrir la bouche avec le levier en bois. Veiller à ce que la langue ne se renverse pas en arrière et la maintenir hors de la bouche au moyen de la rondelle en caoutchouc. Introduire dans la bouche le spéculum laryngien ; enlever avec les barbes de la plume d'oie, les mucosités, le sable, la terre. Maintenir le spéculum ouvert dans la bouche pendant tout le temps des soins donnés.

« Se placer à la tête du patient ; lui saisir les bras à la hauteur des coudes ; les tirer doucement vers soi en les écartant l'un et l'autre, les tenir étendus en haut pendant deux secondes, puis les ramener le long du corps, en comprimant latéralement la poitrine. On répétera cette manœuvre alternativement quinze fois environ par minute et jusqu'à ce qu'on aperçoive un effort du patient pour respirer ; en même temps faire passer sous les narines des odeurs fortes (ammoniaque, etc.).

« *Traitement à employer en second lieu pour rappeler la chaleur et la circulation.* — Mettre le patient dans un bain chaud pendant cinq minutes au plus, en continuant les mouvements des bras ; au bout de trente secondes, mettre le corps dans une position assise, jeter de l'eau froide sur la face et la poitrine et passer de l'ammoniaque sous le nez ; puis placer le patient bien essuyé sur le matelas chauffé par l'appareil caléfacteur ; y continuer les mouvements des bras et employer les frictions, la bassinoire remplie d'eau chaude.

« Il est dangereux de rappeler la chaleur trop rapidement.

« Si la respiration et la connaissance revenues, la chaleur ne reparait pas, il faut placer de nouveau le patient dans la baignoire et lui administrer sur le dos une douche d'eau froide de quelques secondes, suivie de frictions et de mise sur le matelas chauffé par

Une *machine* en cuivre appelée *pipe fumigatoire* avec une poire en caoutchouc, et une boite en fer-blanc contenant du *tabac* à fumer. L'Instruction du Conseil de salubrité indique la manière de se servir de cet appareil.

Une longue *aiguille* à dégorger la canule.

Tous ces instruments et médicaments font partie de la boite de secours dite fumigatoire.

---

le caléfacteur. Lorsque la respiration, la connaissance et la chaleur sont revenues, placer l'individu dans le lit. Mettre à ses pieds et le long de son dos des boules remplies d'eau chaude et le laisser ainsi pendant un certain nombre d'heures jusqu'à ce que le médecin qui a été appelé soit revenu déclarer qu'il peut quitter le pavillon de secours. L'eau doit marquer 32° au thermomètre.

« *N. B.* Consulter, comme complément, l'instruction du Conseil d'hygiène et de salubrité du 24 juillet 1891. »

Voici la nouvelle Instruction que la Préfecture de Police, a, d'après un avis du Conseil d'hygiène, fait placer dans les postes de secours, en 1894, au sujet du procédé Laborde. Dans un mémoire présenté, en 1893, à l'Académie de médecine, M. le Dr Laborde, directeur du laboratoire de physiologie de la Faculté, préconisait un nouveau moyen pour rétablir la respiration : il s'agit, d'après la méthode du savant praticien, de saisir la langue du patient à laquelle on imprime un mouvement de va-et-vient assez vif et continu.

Les expériences, faites jusqu'ici, ont été couronnées de succès. En janvier 1894, M. le Dr Lancereaux, a communiqué également à l'Académie, deux nouveaux faits de rappel à la vie grâce au procédé des tractions rythmées de la langue.

Instruction : Les manœuvres devront être commencées aussitôt que possible, au sortir de l'eau s'il s'agit d'un noyé :

« 1° Coucher l'individu sur le dos, la tête légèrement tournée sur le côté ; 2° Ouvrir les mâchoires, en les forçant si elles sont serrées ; 3° Saisir la langue avec la main droite, entre le pouce et l'index, avec un mouchoir ou un linge quelconque, à la rigueur avec les doigts nus ; 4° Tirer fortement la langue hors de la bouche, environ vingt fois par minute ; — ne pas craindre de tirer très fort ; il faut qu'à chaque traction, les mâchoires étant largement ouvertes, la langue sorte complètement de la bouche ; 5° Les manœuvres de traction de la langue doivent être continuées avec persistance pendant une heure au moins ; 6° S'il s'agit d'un noyé, en même temps qu'on commence les tractions, il faut introduire l'index de la main gauche jusque dans l'arrière-gorge, pour provoquer le vomissement et, au besoin, faire sortir les corps étrangers.

« Si l'opérateur est embarrassé pour le nombre des tractions à opérer, il pourra se régler sur sa propre respiration et exercer sur la langue de l'asphyxié une traction à chaque inspiration. — L'apparition du hoquet ou du vomissement est un signe favorable, et, s'il se produit, il faudra continuer longtemps encore les tractions de la langue. »

D'autres appareils sont déposés dans les Pavillons de secours :

Un cylindre, rempli de *gaz oxygène* (1), est à la portée du patient.

Un pot en grès, dans lequel se trouve du *sulfate de zinc* (sel en cristaux, inodore et propre) pour servir à désinfecter les linges souillés par les déjections des malades. Comme la dissolution de ce sel ne se fait pas assez rapidement pour que le mélange n'ait pas besoin d'être produit d'avance on prescrit d'avoir soin de maintenir dans un récipient émaillé, destiné à la trempe des effets, une solution (400 grammes) de ce sel, le récipient étant à moitié rempli d'eau.

Dans un bocal en terre cuite vernissé à l'intérieur et à l'extérieur et pouvant contenir 6 litres de liquide, se trouve de *l'hydrate de chloral*, désinfectant qui n'altère pas les objets en cuivre placés dans les pavillons de secours. On emploie ce désinfectant (15 grammes par litre) pour faire disparaître l'odeur putride qui persiste après l'enlèvement des cadavres déposés provisoirement dans les postes de secours.

Chaque pavillon possède un appareil de chauffage, servant, en même temps, de ventilation et d'étuve pour le séchage des vêtements des noyés. Il était, en effet, nécessaire de chauffer le poste, lorsque la température extérieure est basse. D'un autre côté, il était utile d'établir un système de ventilation permettant un échappement continu de la vapeur d'eau formée abondamment au-dessus des réservoirs et dont la condensation pouvait détériorer les appareils caléfacteurs et autres.

Les effets mouillés des submergés devaient être secs, au moment de s'en servir, le malade ayant été rappelé à la vie. Ce même appareil remplit à la fois toutes ces conditions. C'est un cube allongé ou, plus exactement, un parallélipipède de 0 m. 80 c. de hauteur sur 0 m. 50 de large et de 0 m. 30 de profondeur, dans lequel le gaz brûle mélangé à l'air et chauffe, au moyen d'un réflecteur, et le pavillon de secours et une étuve en tôle placée au-dessus du foyer, mais isolée de celui-ci. Les produits de la combustion et les émanations des vêtements mouillés enfermés dans l'étuve sont entraînés au dehors par un tuyau sortant sur la toiture ; au plafond de la pièce, autour dudit tuyau, est installé le ventilateur à air chaud, faisant cheminée d'appel et renouvelant

(1) Gaz oxygène pur, système Brin frères.

l'air d'une façon continue. La ventilation est activée par une lanterne fine à ailettes, placée au-dessus du toit.

Les résultats obtenus au moyen de ces nouveaux postes de secours sont faciles à démontrer et l'on ne peut que s'en montrer très satisfait.

La proportion des submergés rappelés à la vie a été complétement modifiée depuis la création de ces pavillons de secours. C'est ainsi que parmi les 3573 submergés qui ont été apportés dans ces postes (voir tableau, p. 32 et 33) de 1875 à 1892 inclusivement, 185 sont morts et 3388 ont été rappelés à la vie. Un certain nombre parmi ceux-ci l'ont été dans des circonstances graves, ayant souvent séjourné de 5 à 20 minutes sous l'eau ou entre deux eaux. On sait que dans ce dernier cas, le noyé inspire à la fois de l'eau et de l'air et que la présence de l'eau dans les ramifications bronchiques aggrave beaucoup les dangers de la submersion.

Nous avons également relevé (voir tableau, p. 31) le total général des submergés, dans la période comprise seulement de 1879 à 1892 inclusivement par rapport à la durée de leur séjour dans l'eau. On est ainsi arrivé à rappeler à la vie des individus ayant fait un séjour sous l'eau ou entre deux eaux, de 10 à 12 minutes ; et la durée de 5 minutes, considérée par les Anglais, comme le maximum après lequel les soins sont presque inutiles, est dépassée, grâce à la bonne installation des appareils et à la vigilante et intelligente coopération des gardiens de la paix attachés à ces postes de secours.

Il nous paraît utile de faire connaître les principales causes des cas de submersion, les professions des submergés, leur sexe, leur âge, l'époque des submersions, etc...

A cet effet, nous nous reporterons au dernier rapport publié par l'Administration : celui de l'année 1892.

On vient de voir que 415 individus asphyxiés avaient été reçus, en 1892, dans les pavillons de secours.

Or ce nombre comprend :	72	submergés	de 1 an à 10 ans
	108	—	de 10 à 20 ans
	50	—	de 20 à 30 ans
	71	—	de 30 à 40 ans
	54	—	de 40 à 50 ans
	45	—	de 50 à 60 ans
	10	—	de 60 à 70 ans
	4	—	de 70 à 80 ans
	1	—	de 80 à 90 ans
Total........	415		

Dans ce nombre on compte : 191 hommes, 65 femmes, 159 enfants.

271 submersions ont eu lieu pendant le jour, dont : 68 de sept heures du matin à midi et 203 de midi à sept heures du soir :

144 ont eu lieu, la nuit, dont : 110 de sept heures du soir à minuit et 31 de minuit à sept heures du matin.

Voici le nombre des submergés reçus, chaque *mois*, dans les pavillons de secours (Année 1892) :

Janvier	25	Juillet	66
Février	19	Août	49
Mars	25	Septembre	37
Avril	41	Octobre	19
Mai	30	Novembre	33
Juin	42	Décembre	26

Les trois mois d'été (juin juillet et août) fournissent un contingent assez considérable de cas de submersion d'enfants.

Toutes les professions sont représentées dans la liste des individus submergés, trop longue pour pouvoir être reproduite ici (1).

Parmi les 415 causes de la submersion on n'a pu en relever exactement que 88 qui se répartissent ainsi :

Ont été :

48 fois volontaires : chagrins de famille (3), d'amour (2), misère (0), aliénation mentale (3), ivresse (31) ;

40 fois accidentelles : accidents (19), jetés à l'eau (5), ivresse (16). Sur ce nombre sont compris 12 accidents survenus à des enfants.

Les arrondissements de Paris ayant fourni le plus grand nombre de submergés sont les : XVIIIe avec 25, le XIXe avec 58, et le XXe avec 28.

On remarquera, avec regret, que plus les moyens de secours augmentent, plus le nombre des submersions tend à augmenter également chaque année.

---

(1) Voir rapport au Conseil de salubrité (1893).

ARRONDISSEMENTS	EMPLACEMENTS DES PAVILLONS DE SECOURS	1875 Submergés.	1875 Rappelés à la vie.	1876 S.	1876 R.	1877 S.	1877 R.	1878 S.	1878 R.	1879 S.	1879 R.	1880 S.	1880 R.	1881 S.	1881 R.
I	Pont des Arts........	24	32	24	29	25	33	31	72	29	25	27	25	45	43
IV	Pont d'Arcole	9		1		4		4		3	2	6	5	8	8
VIII	Pont des Invalides...	4		2		6		11		8	7	7	6	16	15
X	Quai Jemmapes, 102.							21		36	33	37	35	26	24
XII	Pont d'Austerlitz.....							7		14	12	22	20	20	20
VII	Pont Royal........ ..											»	»	7	7
X	Quai Jemmapes, 44											5	4	32	30
X	Quai Valmy, 157.....											7	6	18	17
XIX	Boulev. Macdonal...														
XIX	Quai de l'Oise........														
XII	Pont de Bercy.......														
XII	Pont National.......														
XII	Pont de l'Alma......														
XV	Pont de Grenelle														
XVI	Pont du Point du Jour.														
X	Quai Valmy, 203.....														
		37	32	29	29	35	33	77	72	90	79	111	101	172	164

EMPLACEMENTS	1882 S.	1882 R.	1883 S.	1883 R.	1884 S.	1884 R.	1885 S.	1885 R.	1886 S.	1886 R.	1887 S.	1887 R.	1888 S.	1888 R.	1889 S.	1889 R.	1890 S.	1890 R.	1891 S.	1891 R.	1892 S.	1892 R.
Pont des Arts	24	23	37	35	36	33	46	44	33	32	65	63	36	33	56	55	38	38	48	47	71	68
Pont d'Arcole	8	7	11	11	11	10	18	17	32	30	30	29	28	26	22	21	21	24	24	24	21	22
Pont des Invalides	20	19	4	4	7	6	14	13	10	10	15	14	9	8	13	13	15	13	11	11	19	19
Quai Jemmapes, 102	20	18	16	15	19	17	23	21	17	16	22	21	20	18	28	28	25	25	35	35	25	25
Pont d'Austerlitz	10	10	17	16	16	15	12	11	23	22	18	16	27	26	38	37	29	26	30	30	27	27
Pont Royal	7	7	13	12	11	10	11	10	6	6	5	5	11	11	27	26	14	14	14	14	15	15
Quai Jemmapes, 44	38	35	47	44	29	27	»	»	16	14	45	42	58	53	57	54	51	50	53	52	42	48
Quai Valmy, 157	35	31	28	27	30	27	45	42	14	13	27	26	14	12	14	13	9	9	38	37	36	33
Boulev. Macdonal					3	3	»	»	»	»	9	9	»	»	29	28	22	22	12	12	5	5
Quai de l'Oise					11	10	11	10	23	21	13	12	22	20	16	15	»	»	34	31	29	29
Pont de Bercy					7	7	»	»	8	8	7	7	11	10	12	12	18	17	14	14	14	14
Pont National					2	1	16	15	»	»	15	14	4	4	6	6	3	2	11	11	15	11
Pont de l'Alma							»	»	6	6	13	12	»	»	»	»	19	15	8	8	12	11
Pont de Grenelle							9	8	4	4	17	16	12	10	15	11	18	16	8	8	14	14
Pont du Point du Jour									8	7	7	7	19	18	13	13	14	13	12	12	19	19
Quai Valmy, 203											5	5	9	8	24	24	31	29	40	39	41	40
	162	150	173	164	182	166	205	191	200	189	313	298	280	257	370	359	330	313	392	388	415	403

SÉJOUR DANS L'EAU ou entre deux eaux.	Période des 14 dernières années de 1879 à 1892 inclusivement.		
	MORTS	RAPPELÉS à la vie.	TOTAL des submergés
De 1 à 4 minutes........	6	2.774	2.780
5 —	11	246	257
6 —	4	62	66
7 —	6	24	30
8 —	5	19	24
9 —	5	18	23
10 —	20	51	71
11 —	2	2	4
12 —	5	5	10
13 —	4	»	4
14 —	»	»	»
De 15 à 20 —	23	16	39
20 25 —	20	3	23
25 30 —	12	»	12
35 45 —	23	»	23
45 à 1 heure..........	14	»	14
Temps inconnu.........	13	2	14
	173	3.222	3.395
	3.395		

II. Etablissements de bains.

I. Bains froids. — Le 19 avril 1800 (1), le Préfet de police, considérant, qu'au moment où la saison des bains approchait, il était indispensable de prendre des précautions qui, en assurant le maintien des mœurs et du bon ordre, pussent prévenir les accidents qui étaient toujours l'effet de l'inexpérience ou de l'imprudence des baigneurs, prit un arrêté ainsi conçu :

« Art. I. — Nul ne doit se baigner dans la rivière, si ce n'est dans des bains couverts....

« Art. IV. — Il y aura continuellement un bachot en bon état, attaché à chaque bain pour porter secours en cas de besoin....

« Art. XII. — Les personnes qui, pour raison de santé, sont dans la nécessité de prendre des bains en pleine rivière, peuvent s'y baigner, à la charge de ne se servir que de bachots couverts de bannes et de n'établir ces bains qu'aux endroits désignés dans les permis qui seront délivrés par le Préfet de police.... »

Le 20 mai 1830, une nouvelle ordonnance défendant de se baigner en rivière dans l'intérieur de Paris, si ce n'est dans les bains ou écoles de natation autorisés, prescrivait de nouvelles précautions nécessaires pour la sûreté et la commodité des baigneurs.

L'article 3 de cette ordonnance portait que les bains devaient être entourés de planches et fermés depuis le fond de la rivière jusqu'à son niveau par des perches en formes de grilles pour empêcher les baigneurs de passer dehors ou sous les bateaux. Les bateaux et les bains seraient tenus en bon état et garnis de tous les ustensiles nécessaires.

Il était également enjoint par l'article 10, de placer autour des écoles de natation, à l'intérieur, un filet assez fort pour empêcher les baigneurs de passer sous les bateaux.

Une importante ordonnance concernant la police de la navigation, dans le ressort de la préfecture de police, est venue compléter, le 25 octobre 1840, l'organisation du service des secours, dans les établissements spéciaux de bains froids. Il est dit, en effet, à l'article 185 (chap XIII) :

« Il est défendu de faire aucun établissement flottant ou

(1) V. ordonnances des 25 avril 1801 et avril 1803.

adhérent au sol, soit dans le lit des rivières et canaux, soit sur les ports et berges, sans en avoir préalablement obtenu l'autorisation.

« Art. 187.— Les entrepreneurs de bains devront placer, au pourtour, des cordes solidement attachées, afin de donner aux baigneurs la facilité de circuler avec sûreté et commodité, et un filet qui devra toujours être tendu... Ces entrepreneurs devront tenir leurs établissements en bon état, et garnis de cordes, perches, crocs, filets, etc., se pourvoir d'une *boite de secours* et l'entretenir constamment en bon état ; avoir continuellement un *bachot* muni de ses agrès ; n'ouvrir les bains au public qu'après qu'ils auront été visités par l'inspecteur général de la navigation et reconnus être en bon état...

Et l'article 225 (chap. XVII) porte : « Il est défendu de se baigner dans les canaux. Dans Paris, il est défendu de se baigner à la rivière ailleurs que dans les établissements de bains, à moins d'une autorisation spéciale délivrée par nous. Hors Paris, il est défendu de se baigner nu, en rivière. »

Le Conseil de salubrité, à l'occasion d'accidents survenus dans des établissements de bains de toutes sortes, eut à examiner, en 1853, les mesures qu'il convenait d'adopter suivant chaque nature de bains, dans l'intérêt de l'hygiène et de la sûreté des personnes qui les fréquentaient.

Les bains froids, on le sait, offrent à l'homme pendant la belle saison, un exercice salutaire, un puissant moyen de développer ses forces et d'entretenir sa santé.

Le Conseil pensa qu'il était utile d'exiger des propriétaires d'établissements de bains froids, une surveillance des plus rigoureuses envers les baigneurs. A cet effet, des employés, maîtres nageurs et garçons de nage choisis parmi les nageurs les plus exercés et parmi ceux ayant sauvé des personnes en péril, seraient attachés auprès de chaque établissement.

Une instruction détaillée, à l'usage des baigneurs devait être affichée à l'entrée et à l'intérieur de chaque établissement. Une autre instruction serait également publiée et affichée à l'ouverture de la saison des bains, pour les baigneurs, en pleine rivière. Cette dernière décision fut jugée nécessaire en présence du grand nombre d'accidents qui survenaient dans les baignades en pleine eau, une grande partie des sinistres se produisant soit par l'imprudence d'aller à l'eau trop peu de temps après le repas, soit par les tourbillons, les crampes ou les plantes aquatiques, soit enfin parce qu'on n'était pas assez bon nageur (1).

Chaque année, depuis 1859, l'Administration désigne, dans une ordonnance qui est publiée et affichée, les emplacements pouvant être fréquentés par les baigneurs. Cette ordonnance porte :

« Art. I. — Il est défendu de se baigner en rivière dans l'étendue du ressort de la préfecture de police, ailleurs que dans les établissements de bains et sur les points désignés ci-après...

« Art. III. — Les baignades dites de pleine eau ne pourront avoir lieu qu'avec notre autorisation spéciale et sous la conduite de mariniers permissionnés à cet effet. »

Ces baignades étaient alors au nombre de 17, savoir : En Seine : à Maison-Alfort, à Boulogne, à Clichy, à Epinay, à Charenton, à Choisy-le-Roi, à Vitry, à Puteaux, à Asnières, à Nanterre et à Gennevilliers. — En Marne : à Nogent, à Bry, à Joinville, à Champigny, à Bonneuil, à Créteil.

En 1870, le nombre des baignades autorisées était réduit à onze. Quatre bachoteurs seulement sont actuellement commissionnés par l'Administration. Il leur est alloué une indemnité annuelle de 40 fr. et des appareils de secours tels que : bateau, bouée, gaffe, ligne et boite de secours leur sont confiés. Inutile de dire que ces gardes baignades possèdent toutes les aptitudes nécessaires pour occuper ce poste. Ils ont, jusqu'ici, montré un grand dévouement. Nous avons lieu de nous étonner que leur nombre ne soit pas plus considérable, un, tout au moins, par baignade autorisée, serait nécessaire.

Mais revenons aux établissements de bains froids proprement dits. Il était important, dans l'intérêt public, que tous fussent pourvus d'une boite de secours en bon état, conformément au §§ II de la permission délivrée aux dits établissements, lequel était ainsi conçu : « à condition de

---

(1) La multitude des personnes qui, en été, fréquentent les écoles de natation, l'imprudence des jeunes gens et souvent le défaut de surveillance des maîtres-nageurs ou l'insuffisance du personnel des employés, l'imprévoyance des secours matériels, l'inexpérience enfin dans l'emploi des appareils applicables aux asphyxiés, tels sont les motifs sérieux sur lesquels le Conseil se fonde pour exprimer le désir qu'un médecin soit attaché à chaque école de natation. Cette mesure existe régulièrement dans l'armée. L'un des médecins de chaque régiment doit toujours accompagner les hommes qui vont se baigner en rivière

se pourvoir à ses frais et d'entretenir en bon état une boîte de secours qui sera visitée par le Directeur des secours publics ou son adjoint. »

Ce fut en 1862 que ces visites commencèrent ; et, M. Aug. Voisin, alors directeur-adjoint, put constater que les 38 établissements autorisés étaient presque tous munis d'appareils bien tenus. Il put également s'assurer qu'il existait, dans tous, des hommes possédant les connaissances nécessaires pour donner des soins à un noyé, en l'absence d'un médecin.

Depuis, et chaque année, M. le Dr A. Voisin eut soin de tenir l'Administration au courant de cette partie du service (1).

Les établissements de bains froids stationnant dans le ressort de la préfecture de police s'élèvent aujourd'hui à 32 :

En Marne :	....	2
En Seine :	en aval	8
	dans la traversée de Paris..	20
	en amont	»
	(Sèvres et Saint-Cloud)	2

En 1884, le Conseil de salubrité fut de nouveau chargé de donner son avis sur de nouvelles dispositions à imposer aux établissements de bains.

Une ordonnance fut prise à la date du 25 novembre 1885 (2). En ce qui concerne les bains froids, cette ordonnance prescrit une réglementation spéciale pour l'installation intérieure des bateaux et des bassins de natation dits piscines, et ordonne, dans ses dispositions générales, que tous les établissements soient munis d'une boîte de secours conforme à celle qui a été adoptée par le Conseil de salubrité en 1872, et qu'un exemplaire de l'instruction du Conseil, sur les secours à donner aux noyés, asphyxiés, etc., soit affiché dans le bureau.

---

(1) En 1883, le service de l'Inspection de la Navigation fut chargé de ce soin. Depuis cette époque, chaque inspecteur rend compte, une fois par mois, de l'état du matériel de secours placé à bord des établissements flottants et des stations situées dans sa circonscription.

(2) L'ordonnance du 29 avril 1887, concernant la réglementation des établissements de bains, n'a rien abrogé en ce qui a trait aux bains froids.

II. Bains chauds. — Jusqu'en 1771, les Parisiens n'avaient comme bains chauds publics que les étuves, sortes de bains importés d'Orient. Un nommé Poithevin obtint, par un édit du 22 mars 1771, l'autorisation de faire construire un établissement de bains chauds sur la Seine. Il innova les cabinets particuliers avec baignoires. Il en établit ensuite plusieurs dont les trois principaux étaient situés sur le quai d'Orsay, au Pont-Royal et au Pont-Neuf.

Depuis, de nombreux bains publics ont été installés dans les mêmes conditions qu'actuellement.

Ces établissements sont soumis à autorisation et leur nombre est aujourd'hui de 258 dans le ressort de la Préfecture de Police, soit :

Département de la Seine :	à Paris................	227	258
	arrondissem. de Sceaux	18	
	— de Saint-Denis	9	
Département de S.-et-O. :	Meudon et Saint-Cloud.	4	

Ainsi que pour les bains froids, le Conseil de salubrité fut appelé, en 1851, à prescrire de nouvelles mesures à l'effet de prévenir les accidents qui pouvaient survenir dans les établissements de bains chauds.

Le Conseil émit alors ainsi qu'il suit son avis : « Les bains doivent être tièdes, c'est-à-dire entre 30 et 35 degrés centigrades, pour qu'ils soient favorables, qu'ils reposent et qu'ils assouplissent le corps, sans déterminer dans la circulation et dans la respiration une accélération dangereuse. Les fâcheux résultats des bains trop chauds sont plus ou moins prompts et leur emploi nécessite les plus attentives précautions. Presque toutes les personnes qui meurent dans une baignoire succombent à des congestions ou à des apoplexies et pourraient être sauvées, si elles étaient secourues à temps. Quelques-unes périssent, parce qu'elles se mettent dans le bain trop peu de temps après le repas. Un espace de 3 heures entre l'un et l'autre est nécessaire. »

Parmi les conditions imposées par le Conseil, à cette époque, nous remarquons les deux suivantes : « Toutes les dix minutes au plus, les garçons de bains frapperont à chaque porte de cabinet et ouvriront ceux où ils ne recevront aucune réponse ; la porte des cabinets s'ouvrira avec une égale facilité en dedans et en dehors, en sorte que son ouverture soit toujours à la disposition du baigneur ; les robinets seront confectionnés de manière à se refermer seuls. »

L'ordonnance de police du 29 avril 1887, relative aux établissements de bains de toutes sortes, oblige les propriétaires des établissements de bains chauds à se munir d'une *boîte de secours* et à afficher, dans le bureau, les instructions du Conseil de salubrité sur les secours à donner aux noyés et asphyxiés.

Nous ferons remarquer toutefois que si les autorités telles que les Maires des communes et les Commissaires de police ont été chargés d'assurer l'exécution de cette ordonnance dans ces établissements, aucune autorité n'a été chargée de surveiller si les boîtes de secours sont constamment tenues en bon état. Il y a là, pensons-nous, une omission.

III. Bateaux-Lavoirs.

Une ordonnance concernant les bateaux à lessive, en date du 9 mai 1803, oblige ceux qui ont l'intention de faire des établissements de ce genre, dans Paris, à en demander l'autorisation au Préfet de Police, mais il n'y est fait aucune mention d'avoir à pourvoir ces établissements flottants d'appareils de secours pour les noyés.

Ce fut seulement en 1840 (1) que l'Administration pensa devoir imposer quelques conditions à cet égard, et par l'article 185 (chapitre XIII) de l'ordonnance, prescrivit que les bateaux à lessive devaient, en tout temps, être solidement amarrés et munis de cordes, crocs, perches, etc., pour porter secours en cas de besoin.

Dans le même but, un bachot, muni de ses agrès, serait toujours attaché à chacun de ces établissements.

Les propriétaires desdits bateaux étaient, en outre, tenus d'avoir constamment à bord de leurs établissements un gardien bon nageur, agréé par l'Administration et une boîte de secours en bon état.

Les bateaux-lavoirs du département de la Seine sont donc devenus des postes de secours auxiliaires, et nous devons constater que lorsqu'une personne tombe à l'eau, ce sont presque toujours les employés de ces établissements qui se portent les premiers à son secours avec leur bachot.

---

(1) Ordonnance du 25 octobre 1840 concernant la police de la navigation.

Le nombre de ces lavoirs s'élevait, en 1892, à 65, savoir :

En Marne		14
En Seine	en aval	5
	traversée de Paris	22
	en aval	16
	Sèvres et St-Cloud (S.-et-O.).	2
Canal Saint-Martin		3
» Saint-Denis		3

IV. Coches, bateaux à vapeurs, pontons de bateaux.

L'article 8 de l'ordonnance de police du 9 novembre 1835 porte : « Chaque bateau à vapeur devra avoir au moins un canot, dont la dimension sera déterminée par l'Administration, pour pouvoir, au besoin, porter secours aux voyageurs pendant la navigation. »

En 1838, le 15 avril, une nouvelle ordonnance concernant les bateaux à vapeur fut prise par le préfet de police. « Considérant, dit cette ordonnance, que la navigation par la vapeur, appliquée au transport des voyageurs, a pris une grande extension dans le département de la Seine ; que les accidents récemment survenus sur des bateaux à vapeur, en divers lieux, imposent à l'autorité l'obligation de redoubler de surveillance et de prescrire toutes les mesures de précaution qu'elle juge nécessaires dans l'intérêt de la sûreté publique, chaque bateau à vapeur (1) devra être muni d'un canot de sauvetage dont la longueur ne pourra être moindre de quatre mètres et la largeur de un mètre soixante centimètres. Ce canot sera suspendu au bateau ou conduit à la traîne. Dans le premier cas, il devra être préalablement constaté, par la commission de surveillance, qu'il est disposé de manière à être instantanément mis à l'eau, au besoin.

Il y aura à bord, une bouée de sauvetage en liège, du poids de dix à quinze kilogrammes, suspendue à l'arrière et une hache en bon état à portée du timonier.

Il y aura également, dans chaque bateau à vapeur, une boîte fumigatoire (2) pour qu'on puisse, au besoin, adminis-

---

(1) Article 14. Voir également l'ordonnance du 23 mai 1843 (art. 47).

(2) Voir page 60 (note 1), la composition actuelle de cette boîte.

trer des secours aux personnes qui seraient retirées de l'eau en état d'asphyxie. Cette boite devra être conforme à celles qui sont employées sur la Seine, dans Paris, pour l'administration des secours publics, d'après les instructions du Conseil de salubrité. »

Un grave accident survint dans les premiers jours de novembre 1839; le coche d'Auxerre qui transportait vingt-quatre voyageurs, étant tombé en travers sur une pile du pont de Montereau, coula bas immédiatement. Dix personnes périrent en cette circonstance. Un jeune homme, retiré de l'eau presqu'aussitôt, dut la vie aux soins qu'un capitaine d'un bateau à vapeur (*le Parisien n° 1*) lui apporta, aux moyens de la boite de secours déposée à son bord.

Cet affreux événement servit d'avertissement à l'Administration pour qu'elle mit tous ses soins à prévenir de pareils malheurs dans le ressort de la préfecture de police. C'est dans ce but que diverses mesures de précaution et de sûreté furent prescrites alors aux bateaux à vapeur, aux coches et à toutes les embarcations qui transportaient des voyageurs.

Il fut décidé (1), en conséquence : 1° que les propriétaires des bateaux à vapeur qui stationnaient au port de la grève seraient tenus de se munir d'une aussière ou câble de longueur et de force suffisante qui serait logé dans une baille placée dans un des bateaux à lessive établis au quai Napoléon, ou amarré aux organeaux du quai; et qu'un bachot serait équipé pour être sans cesse prêt à porter le câble au bateau à vapeur, partant de la grève, si un accident quelconque l'exposait à être jeté sur les ponts d'Arcole et Notre-Dame;

2° Que tous les bateaux qui, sans être mus par la vapeur, transportaient des voyageurs, seraient visités par l'Inspecteur des Bateaux à vapeur chargé de s'assurer, par de fréquentes tournées, que toutes les mesures de prudence étaient prises à bord de ces bateaux et que les mariniers, chargés du pilotage, avaient la capacité requise à cet effet ;

3° Que l'obligation imposée aux bateaux à vapeur d'avoir toujours à bord une boite fumigatoire, serait également imposée à la Compagnie des Coches et à tous les bateaux qui se chargeaient de transporter des voyageurs.

---

(1) 22 novembre 1839.

La *Compagnie des Coches*, visée ci-dessus, fit des observations au sujet de la prescription de la boite de secours. Elle objecta que la présence à bord de leurs bateaux, d'une boite fumigatoire, ne serait d'aucune utilité lorsque le bateau viendrait à faire naufrage; que, dans ce cas, la boite serait submergée avec le reste ; que les hommes repêchés seraient toujours conduits à terre ou à bord d'autres embarcations où les secours leur seraient donnés ; qu'il serait bien préférable de déposer (ainsi qu'elle offrait de le faire) des boites le long de la route des Coches pour y recourir en cas d'accident.

La décision du 22 novembre 1839 s'appliquant également aux *Bateaux-Postes* faisant le trajet du bassin de la Villette à Meaux par le canal de l'Ourcq, ouvert depuis 1822, elle fut notifiée aux concessionnaires des canaux, entrepreneurs de ce service. Ceux-ci prétendirent également que les boites fumigatoires étaient inutiles sur les Bateaux-Postes qui naviguaient sur un canal très étroit, sans courant et peu profond n'ayant que de 3 à 4 pieds d'eau tout au plus dans sa plus grande étendue ; qu'il était impossible qu'un voyageur tombât à l'eau, puisqu'il se trouvait enfermé dans une caisse comme dans une voiture d'où il ne sortait que pour descendre à terre ; qu'aucun accident n'était arrivé jusqu'alors et que si, par impossible, une personne tombait à l'eau, elle en aurait été retirée, sur-le-champ, par les mariniers-conducteurs.

Enfin, les concessionnaires objectaient que leurs bateaux n'ayant que 23 mètres de longueur sur 2 mètres dans leur plus grande largeur, occupés entièrement par les voyageurs, sauf les deux extrémités réservées pour les mariniers, il n'y avait aucune place pour y déposer la boite de secours. Mais les objections présentées par ces deux Compagnies ne parurent pas suffisantes à l'Administration, qui donna des instructions formelles aux Inspecteurs de la navigation pour s'opposer au départ de leurs bateaux, si elles ne se conformaient pas à la décision précitée.

A notre avis, l'Administration pouvait se montrer rigoureuse à cet égard, si on pense que la seule Compagnie des Bateaux-Postes, transportait, en moyenne, près de 70,000 voyageurs chaque année.

L'ordonnance du 25 octobre 1840, dans ses articles 143 et 161 (bateaux à vapeur), reproduisit intégralement les mêmes dispositions contenues dans l'art. 14 de l'ordonnance du 15 avril 1838, au point de vue de l'obligation du canot et de la bouée de sauvetage, de la boite fumigatoire et des visites trimestrielles.

L'arrêté du Préfet de Police en date du 10 août 1866 autorisa un service de bateaux à vapeur pour le transport en commun des personnes sur la Seine, entre le pont Napoléon et le viaduc d'Auteuil; et l'ordonnance du 15 mai 1869 permit à la Compagnie des bateaux à vapeur Omnibus d'entretenir, en état de naviguer, une flottille de seize bateaux à hélice, conformes au type adopté par l'Administration.

En ce qui concerne le service des Secours Publics, voici quelles furent les prescriptions de cette ordonnance :

« *Bateaux à vapeur*.... Art. 6.— Il y aura à bord de chaque bateau,.... deux bouées de sauvetage en liège placées l'une, sur le capot d'avant, l'autre sur le capot d'arrière...

« Art. 7.— En raison de la petite dimension des bateaux, de leur facilité d'évolution, du nombre et de la proximité des escales, la Compagnie est *dispensée* de pourvoir chaque bateau d'un canot, d'une boite fumigatoire, etc....

« *Pontons embarcadères*. — Les pontons du pont Napoléon, de la Tournelle, de la Grève et d'Auteuil seront pourvus chacun d'une embarcation de secours munie de ses agrès. Aux autres pontons, il y aura constamment une bouée de sauvetage prête à être mis à l'eau.

« Art. 17.— A chaque station, il y aura une boite de secours garnie des objets ci-après : une chemise en laine, un bonnet et des frottoirs en laine, un flacon d'ammoniaque, un flacon d'éther, deux brosses, un levier en bois, une cuiller, une paire de forts ciseaux, plusieurs paquets d'émétique de 10 centig. chacun, des bandes, des compresses, de la charpie, des plumes d'oie, du taffetas d'Angleterre. »

M. le Dr Voisin fut chargé de faire assurer la prompte installation des boites de secours à chaque station et de donner aux mariniers de service aux pontons, les instructions nécessaires pour l'emploi de ces boites en cas de besoin.

Comme on le voit, à cette époque, quatre stations seulement possédaient une boite de secours ; mais l'ordonnance du 12 mai 1882 vint en augmenter le nombre. En effet, chaque *station* de bateaux à vapeur devait être pourvue d'un bachot en bon état et flottant, muni de ses agrès, d'une boite de secours, d'une bouée et d'un croc (art. 31).

Il existait, en 1883 :

Seine	en amont........	8 pontons et	6 boîtes de secours
	traversée de Paris	38 »	et 23 »
	en aval..........	5 »	et 5 »
		51 pontons et	31 boîtes de secours

La Compagnie des bateaux Omnibus avait été autorisée, le 15 avril 1807, à placer sur ses pontons une boîte de secours qui par sa composition et son volume différait du modèle réglementaire, mais qui lui paraissait pouvoir suffire. Depuis 1881, à la suite d'observations incessantes faites aux administrateurs de la Compagnie sur la mauvaise tenue des boîtes de secours, celle-ci s'est abonnée à la Société des Hospitaliers Sauveteurs de France, et aujourd'hui, c'est cette Société qui entretient en bon état les boîtes (1).

Le préfet de police, par son ordonnance du 5 juin 1883, prescrivit l'affichage, dans le département de la Seine, du Décret (2) du 9 avril précédent, portant règlement pour les bateaux à vapeur qui naviguent sur les fleuves et rivières.

L'art. 33 de ce Décret est ainsi conçu : « Il y a sur chaque bateau : deux ancres... ; un canot à la traîne ou suspendu à des palans, de manière à pouvoir être, au besoin, mis immédiatement à l'eau ; les dimensions de ce canot sont déterminées par le préfet, d'après l'avis de la commission de surveillance ; deux bouées de sauvetage suspendues à l'arrière et une hache à proximité ; une échelle de corde ; une boîte de secours pour les noyés et asphyxiés....

---

(1) La boîte de secours telle que le Conseil de salubrité l'a déterminée en 1821, ne pouvait trouver place sur les bateaux de plaisance et autres à cause de sa grande dimension. Aussi, le préfet de police, sur l'avis de la commission de surveillance des bateaux à vapeur et du Directeur des secours publics, a-t-il prescrit que la boîte de secours, adoptée par la Société des sauveteurs de France, serait dorénavant imposée à tous bateaux dits de commerce et de plaisance : cette boîte est ainsi composée actuellement : cinq flacons garnis de : ammoniaque, éther sulfurique, teinture d'arnica, eau de mélisse, alcool camphré ; une paire de ciseaux ; une pince de chirurgie pour pansements ; du sparadrap et un étui renfermant de la baudruche (taffetas français) ; des bandelettes ; une éponge ; de l'amadou ; des plumes ; un gant à frictions ; un paquet de ouate hydrophile renfermé dans un flacon à large embouchure ; un nouet de poivre et de camphre ; un gilet de flanelle. (Janvier 1892.)

(2) V. la loi du 21 juillet 1856, concernant les contraventions aux règlements sur les appareils et bateaux à vapeur.

« Le préfet peut, sur la proposition de la commission de surveillance, dispenser le propriétaire, de la portion de ces agrès dont la suppression serait jugée sans inconvénient, eu égard aux dimensions du bateau ou à la nature de son service. »

Le 26 octobre 1887, une ordonnance concernant des bateaux munis de *propulseurs* autres que des appareils à vapeur, porte, à son art. 4, les mêmes prescriptions que celles du décret de 1883 (art. 33).

Aucune autre mesure intéressant le service des Secours Publics n'a été prise depuis.

V. Postes d'éclusiers sur la Seine et sur les canaux parisiens.

On sait que le département de la Seine est traversé par la Seine et par les canaux de Saint-Martin, Saint-Denis, Saint-Maur, et Saint-Maurice.

Diverses écluses ont été établies sur ces canaux.

Dans chaque poste d'éclusiers sont déposés des appareils de secours, tels que : bouée, gaffe, ligne, brancard, boite fumigatoire et bâche ou toile cirée, ainsi que l'Instruction du Conseil pour les secours à donner aux noyés.

Trois écluses existent sur la Seine : 1° à Vitry (Port-à-l'Anglais) ; 2° à Paris (quai Conti) en face la Monnaie ; 3° à Suresnes (barrage).

Le canal Saint-Maur comporte une seule écluse : à Saint-Maur.

Le canal Saint-Maurice a deux écluses, l'une à Saint-Maurice et l'autre à Charenton.

Sur le canal Saint-Martin on trouve neuf écluses, toutes dans Paris : deux dans le 19e arrondissement ; six dans le 10e et une dans le 12e.

Le canal Saint-Denis, dans sa traversée de Paris, a quatre écluses situées dans le 19e arrondissement ; on en compte trois à Aubervilliers et cinq à Saint-Denis.

Soit en tout : 27 écluses, mais ne comportant que 19 postes de secours.

Les chefs éclusiers, parmi lesquels nous pouvons citer M. Lacipida, sont tous des mariniers éprouvés ayant plusieurs actes de dévouement à leur actif. Ils sont toujours prêts à se porter au secours lors d'accidents, et leur concours est très précieux pour l'Administration.

VI. Fêtes et Exercices Nautiques.

Le 20 juin 1867, une ordonnance concernant la police des petites embarcations, des régates et des divertissements nautiques vint apporter des modifications, dont la pratique avait démontré la nécessité, au règlement qui était appliqué pour le même objet, depuis le 31 mars 1863 (1).

Le titre II de l'ordonnance de 1867 porte :

« Art. 10. — Les régates, fêtes et exercices nautiques donnés, soit par des communes, soit par des sociétés particulières, ne pourront avoir lieu, dans le ressort de la Préfecture de police, sans une autorisation spéciale.

Art. 11. — Toutes les mesures de précautions, tant générales que particulières, pour prévenir des accidents, seront prises sur les indications de l'inspecteur de la navigation.

Art. 13. — Un médecin (non participant aux exercices) assistera aux régates ou aux jeux, et, une boîte de secours sera déposée sur la berge, à l'endroit qu'indiquera l'inspecteur de la navigation de service. »

Lors des fêtes nautiques officielles, des ambulances sont installées par les soins de la Direction des secours publics. Il en est de même pour les exercices exécutés sur ou au-dessus de la Seine, par des gymnasiarques, comme cela eut lieu, par exemple, en 1882, lorsque Blondin traversa ce fleuve sur un câble tendu d'une rive à l'autre.

Mais si les régates et fêtes nautiques sont organisées par des Sociétés particulières, serait-ce même au profit d'œuvres de bienfaisance, le soin de prendre des mesures pour porter des secours, le cas échéant, reste dévolu aux organisateurs de la fête qui ont à se conformer aux termes de l'art. 10 précité.

VII. Petite Morgue.

En 1883, le commissaire de police du quartier de la Porte Saint-Martin, signalait l'urgence d'une mesure peu coûteuse, consistant en l'établissement, près des pavillons de secours aux noyés, d'un petit baraquement spéciale-

---

(1) Ordonnance du 25 oct. 1840. (Police de la Navigation.)
Ordonnance du 12 avril 1883. (Rappel des instructions de l'ordonnance du 20 juin 1867.)

ment affecté au dépôt des cadavres repêchés dans le canal.

La quantité des repêchages effectués (20 à 25 par an) justifiait pleinement cette mesure de décence et les corps, dont la durée du séjour dans l'eau rendait tout soin inutile, ne resteraient plus exposés sur les berges, aux regards du public, jusqu'à l'arrivée du magistrat, souvent retenu par les exigences de son service.

Déjà, en 1869, une semblable proposition avait été adressée à l'Administration pour les quartiers de Grenelle et Javel, où les morts accidentelles étaient nombreuses chaque année et offraient de sérieux inconvénients au double point de vue de la décence et de la salubrité. Mais faute de local, on ne put donner suite à cette proposition que l'Administration approuvait toutefois.

C'est en 1885 seulement que le premier établissement de ce genre fut créé. Il est situé sur le quai Jemmapes (canal Saint-Martin) et se compose d'une petite salle contenant un lit de camp et où se trouve remisé un fourgon qui sert à transporter, aussitôt, à la Morgue, les submergés dont la mort a été préalablement constatée.

VIII. Cimetières.

Si nous ouvrons ici un chapitre aux travaux des cimetières, c'est qu'ils occasionnent des accidents nombreux dus à l'asphyxie par émanations méphitiques et pour lesquels on ne saurait trop prendre de *précautions* (1). Le 2 juillet 1839, l'Administration informée que deux ouvriers, employés au cimetière de l'Est, venaient d'être asphyxiés dans une fosse, demanda au Conseil de salubrité des renseignements précis sur les circonstances qui avaient amené l'asphyxie de ces fossoyeurs, et sur les précautions qu'il convenait de prendre pour prévenir le retour d'un semblable malheur.

Le Conseil nomma une Commission qui est arrivée aux informations suivantes : La famille M... possédait un caveau dans le cimetière. Déjà quatre corps y avaient été déposés : la plus ancienne inhumation remontait à 1830, et la plus

(1) Il nous faudrait également parler ici des dangers qu'offrent l'établissement et la réparation des puits, puisards, etc... (Ordonnances des 20 fév. 1812 — 8 mars 1815 et 23 juillet 1838.) Les précautions étant les mêmes, nous croyons devoir nous abstenir.

récente au mois d'avril 1839 ; lors de cette dernière, on s'aperçut que l'eau inondait le caveau et il fut décidé que l'on procéderait à l'exhumation des quatre personnes précédemment inhumées, après toutefois qu'un autre caveau aurait été disposé pour les recevoir.

Le 2 juillet, les sieurs D... et A..., fossoyeurs, entreprirent d'enlever l'eau quiremplissait le caveau dont la forme était celle d'un prisme rectangulaire ; il avait environ quatre mètres de profondeur ; les deux ouvriers se tenaient debout les pieds appuyés sur les cimaises des cases, D... au fond du caveau, et A... au niveau de l'ouverture, à laquelle il tournait le dos. A mesure qu'un des cercueils était découvert, ils le dressaient contre le mur, puisaient l'eau à l'aide d'un seau qui était versé au dehors, et arrivés à la case, placée au-dessous, la débarrassaient de la même manière.

Dès le commencement de leur travail, A... et D... furent frappés de l'odeur fétide qui s'exhalait de l'eau qu'il leur fallait enlever ; néanmoins, ilne prirent aucune précaution; ils négligèrent même, soit par ignorance ou même par insouciance, de faire usage de chlorure de chaux pour la désinfecter. Ils en avaient déjà puisé trois cents seaux environ, ils étaient parvenus à la troisième case. Ils se baissaient pour saisir le cercueil et le relever comme les deux précédents, quand leurs pieds appuyés sur les cimaises vinrent à glisser. La secousse qu'ils communiquèrent à l'eau, et à la vase qui en occupait le fond, donna lieu au dégagement d'une assez forte proportion de gaz sulfhydrique mêlé de sulfhydrate d'ammoniaque. A cet instant, un grand rond noir s'étendit entre A... et son camarade à la surface de l'eau et aussitôt D... tomba à la renverse en laissant échapper quelques sons inarticulés. A... se baissa pour l'aider à se relever, mais se sentant étourdi, il le lâcha, appela du secours et renouvela ses efforts pour sauver son camarade ; il fut obligé d'y renoncer de nouveau et à une troisième tentative, il tomba sans connaissance en avant et couvrant de son corps le malheureux D..., il contribua ainsi à l'enfoncer sous l'eau. Les cris d'A... avaient été entendus ; on ne tarda pas à arriver et un homme descendit dans le caveau après avoir pris la précaution de se faire attacher par une corde. A... et D... furent retirés successivement. Celui-ci, qu'on retrouva étendu sous l'eau, était privé de vie ; quant à A..., malgré les soins qui lui furent prodigués par deux médecins, il resta six heures sans reprendre ses sens. Les jours suivants il souffrit d'une grande gêne de la respiration. La faiblesse des jambes était telle qu'un mois après l'accident, il éprouvait une fatigue extrême par le moindre exercice : elles étaient chaque soir le siége d'un gonflement considérable. Enfin, dans le cours du mois de juillet, elles furent affectées d'une desquamation générale.

Il est évident, d'après ce qui précède, que l'asphyxie dont A...et D... ont été victimes avait été produite par des vapeurs méphitiques, dues à la décomposition des cadavres sous l'eau dans laquelle ils baignaient. A., qui avait travaillé, autrefois comme vidangeur, reconnut dans le caveau l'odeur du plomb et l'on sait que sous ce nom est désigné le gaz sulfhydrique pur ou mêlé de sulfhydrate d'ammoniaque. Il n'est pas douteux qu'à la présence de ces gaz délétères, il faille joindre l'absence plus ou moins complète d'oxygène ; en sorte que l'asphyxie aurait été à la fois active et passive. Enfin, pour D... la mort aurait aussi été causée par la submersion.

Quoi qu'il en soit, on ne peut trop regretter l'absence de toute précaution de la part d'ouvriers qui, habitués à des travaux de ce genre, négligèrent ou dédaignèrent d'avoir recours à des moyens qui pouvaient accuser de leur part quelque crainte. De pareils malheurs étaient heureusement rares : cette rareté devait être un encouragement de plus pour la témérité.

Toutefois, pour prévenir le retour d'événements aussi funestes, les délégués du Conseil de salubrité prescrivirent, le 9 août suivant, les précautions suivantes :

1° On n'enlèvera l'eau qui remplit les tombes qu'à l'aide d'une pompe.

2° Lors des exhumations, la même pompe sera employée à l'aspiration de l'air contenu dans les caveaux, avant que les ouvriers n'y descendent.

3° On y pratiquera ensuite des aspersions d'eau chlorurée.

4° Lors des exhumations, une partie des ouvriers seulement descendra dans le caveau et d'autres resteront en dehors prêts à leur porter secours et munis de cordes et de tous les appareils nécessaires.

5° Une *boite de secours* sera placée dans les cimetières.

6° Enfin, un extrait de l'Instruction sur les asphyxiés sera affiché pour guider dans l'application des secours à administrer dans les circonstances semblables.

En conséquence de cette décision, trois boites furent

déposées au mois d'octobre de la même année, dans chacun des cimetières de Paris : de l'Est, du Nord et du Sud.

Les travaux du chemin de fer de Lyon nécessitèrent, en 1848, dans le cimetière de Charenton, des exhumations de corps dont un grand nombre étaient inhumés depuis quelques années seulement. On adopta alors les règlements suivants : veiller à ce que les ouvriers ne se livrent à la boisson ; leur délivrer, deux ou trois fois par jour un verre moyen de boisson légèrement tonique ; leur faire souvent laver les mains, d'abord dans de l'eau ordinaire, ensuite dans un liquide désinfectant ; projeter sur les débris humains donnant de l'odeur et sur les terres extraites des fosses du chlorure de chaux en poudre ; si l'odeur persiste, arroser avec un liquide désinfectant ; mettre les corps que l'on aurait à changer de bière, entre deux couches d'une poudre désinfectante ; couvrir d'un drap imbibé d'un liquide désinfectant, les bières qui donneraient de l'odeur.

Ces opérations difficiles et même dangereuses furent exécutées avec l'ordre, la décence et les précautions indiquées ci-dessus sous la surveillance personnelle d'un membre du Conseil de salubrité. Aucun des terrassiers et des fossoyeurs employés, au nombre de 15 par jour, n'ont été incommodés.

En 1852, trois ouvriers périrent asphyxiés, lors d'une exhumation dans un caveau du cimetière de l'Est, envahi par des eaux infectes. M. Chevallier, membre du Conseil de salubrité chargé d'examiner les mesures à prendre pour les opérations que nécessitait l'état du caveau, proposa : 1° de désinfecter les eaux, en y jetant le soir un kilog de chlorure de chaux sec ; 2° d'enlever ces eaux le lendemain matin seulement, à l'aide d'une pompe semblable à celle dont on se sert pour le liquide des fosses d'aisances ; 3° après l'enlèvement des eaux, et pendant tout le temps des exhumations, de mettre en action un ventilateur à air, afin que le renouvellement de l'air fût continu : 4° de munir les ouvriers d'un bridage semblable à celui des égoutiers ; 5° de mettre à leur portée des flacons de chlorure de chaux, pour qu'ils pussent en faire usage en cas de besoin.

A l'occasion de ces déplorables accidents, le Conseil, adoptant la proposition de M. Chevallier, a insisté sur la nécessité de placer dans les cimetières de Paris : 1° un ventilateur à palettes porté sur des roues et pouvant être conduit dans toutes les parties du cimetière, où une ventilation devrait avoir lieu. (Ce ventilateur pourrait être utilement employé au renouvellement de l'air des chapelles et des caveaux de famille, où il y a quelquefois 14 cases et plus ; le Conseil l'a souvent fait observer, notamment en 1849, lors de l'examen de ces caveaux qui sont devenus si nombreux dans les cimetières de Paris.) 2° de bridages et de ceintures de sauvetage, munis de porte-mousqueton, pour que, dans le cas où il y aurait danger, on pût retirer les hommes exposés.

En 1874, le Préfet de la Seine demandait qu'ainsi que pour les cimetières du Nord, de l'Est et du Sud, une boite fumigatoire fut déposée dans les nouveaux cimetières de Saint-Ouen et d'Ivry. En raison des services rendus par les boites de secours placées dans les anciens cimetières il fut donné aussitôt satisfaction à cette demande. Par la suite, des brancards et des boites furent également déposés dans les nouveaux cimetières dits parisiens (Batignolles-Ivry nouveau, Pantin-Bagneux, etc.)

En 1881, le conseil municipal de Paris approuvait une dépense de 8,000 francs pour l'acquisition de 12 appareils ventilateurs et 12 ceintures de sauvetage à répartir entre les divers cimetières parisiens renfermant des concessions perpétuelles.

DEUXIÈME PARTIE

—

Postes de secours pour Malades et Blessés (1)

1° Médecins et pharmaciens. — 2° Commissariats; postes de police, de sapeurs-pompiers, d'octroi, etc. — 3° Postes médicaux ou pavillons spéciaux de secours. — 4° Ambulances volantes. — 5° Service médical dans les Théâtres. — 6° Service médical sur les Chemins de fer.

I. Médecins et Pharmaciens.

Médecins. — Jusqu'en 1842, lorsque, par suite d'un accident quelconque, des personnes blessées étaient trouvées, pendant la nuit, gisantes sur la voie publique, elles étaient transportées par les soins des chefs de ronde ou de patrouille dans le corps de garde le plus voisin. Le chef de poste devait alors, si les blessures paraissaient graves, avertir d'urgence le commissaire de police du quartier, chargé de faire visiter les blessés par le médecin attaché à son commissariat.

Cependant, soit ignorance de la marche à suivre en pareil cas, soit incurie de la part des chefs de poste, il arrivait quelquefois qu'ils attendaient jusqu'à l'heure de l'ouverture des bureaux du commissaire de police pour le prévenir des accidents, laissant jusque-là les blessés sans secours.

Pour prévenir des retards aussi contraires aux principes de l'humanité, il fut décidé, à cette époque, que le nom et la demeure du médecin attaché au commissariat de police du quartier, ainsi que ceux des médecins résidant dans le voisinage des corps de garde, seraient à l'avenir inscrits

(1) Postes de secours pour Noyés et Asphyxiés. Page I.

dans ces postes, afin, qu'en cas de blessures graves, le chef du poste pût envoyer d'urgence réclamer les secours de l'art (1), ce qui, toutefois, ne le dispenserait pas d'avertir également le commissaire de police.

On appliqua immédiatement cette mesure, et toutes les indications nécessaires furent inscrites dans les corps de garde. Mais, soit pour cause de changement de domicile des médecins, soit pour tout autre motif, les listes affichées ne furent bientôt plus exactes ; en sorte que les chefs de poste ne trouvaient plus aux domiciles indiqués, les médecins dont les noms figuraient encore sur les tableaux ; le défaut d'exactitude était préjudiciable à l'exécution de la mesure prescrite. Aussi, en 1844, l'attention des commissaires de police fut-elle appelée à ce sujet : ils furent alors invités à s'assurer d'une manière constante des mutations qui pourraient se produire et à adresser, chaque trimestre, à l'Administration, des tableaux avec les changements survenus.

Ces instructions ont été souvent renouvelées depuis ; mais, c'est à partir de 1872 que le service des inscriptions des médecins, dans les postes de police est le plus régulièrement fait.

---

(1) Nous trouvons dans le compte rendu de la séance du 20 avril 1894, tenue par le Syndicat des médecins de la Seine, les remarques faites par le Dr Vimont, au sujet de ces réquisitions : «... Lorsqu'un accident arrive sur la voie publique, les agents accompagnent le blessé chez le pharmacien et si le cas est sérieux, on fait demander un médecin du voisinage. L'agent demande le nom et l'adresse de celui-ci pour les consigner sur son rapport. Vous attendez alors patiemment le mandat de paiement, mais en vain. ..... Les agents ont le droit de réquisitionner des médecins, il existe des fonds spéciaux qui s'élèvent, paraît-il, à 180 francs (!) par an, pour payer ces réquisitions. Mais les agents sont avertis de réquisitionner le moins possible, et ils s'arrangent pour envoyer chercher le médecin par le garçon de pharmacie ou un comparse quelconque, ce qu'ils constatent sur leur rapport. La présence de l'agent, votre nom qu'il consigne sur son procès-verbal semble être la preuve et la garantie d'une réquisition officielle. Il n'en est rien et nous devenons dupes dans l'exercice d'un service public.

« Qu'arrive-t-il ? c'est que les médecins, instruits par l'expérience, se désintéressent de ces réquisitions et en cas d'accident, le public n'est jamais sûr de pouvoir compter sur des secours médicaux en temps utile... »

Le Dr Vimont concluait en demandant l'organisation d'un service d'urgence et de jour analogue au service médical de nuit, les frais devant être remboursés, à la Ville, par les malades non indigents.

On peut s'étonner, toutefois, de trouver, dans une de ces instructions (1853), un rappel aux médecins, qui, en maintes circonstances, n'auraient pas mis l'empressement désirable à *obtempérer* aux avis des chefs de poste, lorsque ceux-ci les avaient prévenus que des individus, atteints de blessures ou de graves indispositions sur la voie publique, leur avaient été amenés.

A ce propos, nous dirons que l'inscription des médecins, pour un tel service, était tout à fait volontaire (1).

Pharmaciens. — Le public, ainsi que les gardiens de la paix, présents au moment d'un accident ou appelés auprès du blessé ou du malade, le conduisent le plus souvent dans les officines des pharmaciens, alors même qu'un poste de police muni d'appareils de secours, d'objets de pansements et de médicaments est aussi près ou même plus près que ces officines. Cette conduite des gardiens de la paix n'est pas conforme aux ordres qu'ils reçoivent ; mais elle s'explique, si on pense à l'installation défectueuse de certains postes. D'autre part, c'est seulement par des mesures radicales qu'il y aura possibilité de changer les habitudes parisiennes et de ne plus laisser le public transporter les blessés dans l'officine d'un pharmacien que l'invasion de sa maison gêne dans son commerce et où un

---

(1) Il nous a été posé récemment cette question, à savoir : « les réquisitions de l'autorité pour des services ou secours demandés à raison d'un accident purement *individuel* peuvent-elles être l'objet d'un refus de la part du médecin ? »

On ne saurait donner, aux termes de l'art. 475, n° 12 du Code pénal, une extension dont ils ne sont pas susceptibles : « Est seul punissable le refus d'obéir à toute réquisition, lorsqu'il s'agit d'événements pouvant compromettre la paix ou la sûreté publique. »

Celui qui refuse d'aider une personne frappée par un accident, est atteint par sa conscience, et non par la répression de la loi pénale. L'homme de l'art qui refuse d'assister un indigent (arrêt de la Cour de cassation du 4 juin 1830) n'est pas plus punissable que l'aubergiste qui aurait refusé de recevoir, dans son établissement, un homme trouvé mourant sur une route et dont l'état réclamait de prompts secours (arrêt du 17 juin 1853) ; — que tout particulier qui refuse d'aider à transporter sur un brancard le cadavre d'un homme tué par accident sur une grande route (arrêt du 13 mai 1851).

En résumé, les médecins, quoique exerçant un ministère en quelque sorte public, ne sont pas tenus d'obtempérer à une réquisition relative à un seul individu. Il est rare, cependant, de voir un médecin refuser d'assister un malade indigent, à moins de raisons plausibles.

malade, un blessé, ne peut trouver l'installation et les moyens de secours suffisants. En effet, la plupart des officines étant très exiguës, on ne saurait y placer un lit, ni même un matelas.

D'autre part, il n'est guère facile de rencontrer un médecin qui puisse venir, sans retard, auprès du blessé ou malade, ordonner un médicament, ou pratiquer une opération.

Plusieurs pharmaciens, bien qu'animés des meilleurs sentiments en faveur des blessés et des malades qu'on leur amène, n'ont pas craint de faire entendre des protestations contre cette manière d'agir de la part des agents et du public. Ces plaintes sont, à notre avis, fondées. On n'ignore pas que si le pharmacien n'a pas fait les études nécessaires pour acquérir l'aptitude de donner les premiers soins, s'il délivre quelque remède, fût-il le plus innocent et que l'accident tourne à mal, il peut être condamné par un tribunal sinon à des dommages-intérêts envers le blessé, au moins à une amende pour avoir donné des médicaments sans ordonnance de médecin.

En 1883, M. Blottière, président de la Société de prévoyance et Chambre syndicale des pharmaciens de Paris, et M. Galbrun exprimèrent, au nom de la dite Chambre syndicale, le désir que les personnes décédées sur la voie publique et celles dont les blessures très graves exigaient le transport à l'hôpital, ne fussent plus amenées dans les pharmacies, en raison des inconvénients qui résultaient pour les pharmaciens de l'encombrement de leurs officines.

Des instructions, dans ce sens, furent données aux agents et nous sommes persuadés qu'elles sont fidèlement exécutées. Mais en est-il de même du public ?

II. Commissariats.—Postes de police, de Sapeurs-Pompiers, d'Octroi, etc.

Depuis longtemps, des appareils de secours sont déposés dans les postes et commissariats de chaque quartier de Paris et des circonscriptions suburbaines, dans sept casernes et postes de la garde républicaine, dans sept postes d'octroi, alors qu'il en existe 276, dans douze casernes et postes de Sapeurs-Pompiers, (sur 13 casernes, 10 postes de pompe, 30 postes-vigie et 81 postes de ville) (1). Aujourd'hui, les 82 postes de police de Paris possèdent chacun une boite, soit à pansements, soit fumigatoire, suivant l'emplacement de ces postes, et en même temps, un brancard à bras complet. Les postes de police centraux, c'est-à-dire ceux placés près de chaque mairie, sont presque tous pourvus d'un brancard à roues. Les 78 commissariats de Paris et ceux de la banlieue possèdent seulement un brancard à bras.

Les postes de police, malgré les inconvénients que nous signalerons plus loin ont, de tout temps, rendu de réels services au point de vue des secours. Il n'est pas de jour qu'un blessé ou malade n'y soit transporté. En attendant l'arrivée d'un médecin, des soins intelligents lui sont donnés par les gardiens de la paix que l'on trouve toujours dévoués en ces occasions (2).

Mais, il n'est aucun doute pour personne, que la plupart des postes de police ne remplissent pas les conditions réclamées pour permettre de soigner convenablement une personne. Le principal vice consiste dans l'absence d'une pièce distincte, spécialement destinée aux malades ou blessés, où l'on trouverait ce qu'un médecin est en droit de demander lorsqu'il est appelé auprès d'une malade, d'une femme en couches, d'un blessé, c'est-à-dire une installation appropriée et l'isolement de la partie du corps de garde occupé par les agents de la force publique. Il y a, dans le poste, un va-et-vient continuel peu favorable à l'administration de secours efficaces ; tantôt c'est un ivrogne qui fait du bruit et du scandale ; tantôt un voleur, une fille publique que des hommes armés amènent ; enfin, tout concourt à rendre difficile l'exercice du secours du méde-

---

(1) D'autres postes contiennent également un matériel, mais spécialement destiné à porter secours aux noyés et aux asphyxiés.

(2) De 1865 à 1872, le nombre des femmes ayant accouché dans les postes de police s'est élevé à 55 ; elles ont été assistées par des médecins ou des sages-femmes, mais dans les conditions les plus défavorables et sur lesquelles il serait inutile d'insister.

Pendant cette même période, 406 épileptiques, 1800 individus pris d'indisposition et de maladies sur la voie publique, 495 blessés (fractures) et 877 blessés (plaies) ont reçu les soins des médecins dans les différents postes de police.

De 1872 à 1879, le nombre des individus secourus dans les postes s'est élevé à 4790, soit une moyenne de 600 par an.

cin et peu fructueuse son intervention dans les cas nombreux et divers où il est appelé.

Déjà, en 1866, M. le Dr Auguste Voisin, directeur des Secours Publics, demandait que dans les bâtiments, alors en construction, des nouvelles mairies de Paris, et où seraient installés les postes centraux de police, il fût pris quelques dispositions particulières au sujet des postes de secours qu'il proposait d'y établir. Ce vœu fut alors transmis au Préfet de la Seine; mais il n'en fut tenu malheureusement aucun compte.

Plus tard, en 1870, le Directeur des Secours Publics proposait la création d'un service de permanence journalier dans chaque poste central de police. Les médecins qui demanderaient à faire ce service, devaient y passer, à tour de rôle, plusieurs heures par jour, afin d'être à même de donner des soins aux individus recueillis sur la voie publique, malades ou blessés. Ils devaient se rendre, en cas d'appel, dans les différents postes de police de l'arrondissement. Les choses en restèrent là.

Puis, en 1881, M. Aug. Voisin, ayant été chargé de présenter au Conseil de salubrité de la Seine, dont il fait partie, un rapport sur un mémoire adressé par M. le Dr Nachtel (1) et relatif au fonctionnement de l'ambulance urbaine de New-York, crut devoir signaler, à nouveau, les améliorations qui pourraient être apportées dans le service des secours publics qu'il dirigeait à Paris. Il estimait qu'il y avait lieu :

De faire établir dans les futurs postes de police (2) un cabinet de médecin suffisamment vaste, réservé au médecin seul, et deux salles d'ambulance, l'une pour les femmes, l'autre pour les hommes, pouvant contenir chacune un lit monté et un lit de camp couvert d'une toile cirée ;

De prendre les dispositions nécessaires pour que ces ambulances ou chambres de secours fussent absolument isolées des parties de la Maison réservées aux individus arrêtés ; ces salles devraient être au rez-de-chaussée et le ca-

---

(1) Ce praticien a organisé, depuis, à Paris, grâce au concours d'une Société privée, un service d'ambulance urbaine. Nous ferons connaître plus loin le fonctionnement de ce service dans le chapitre relatif aux moyens de *transport* des malades et blessés, employés jusqu'ici à Paris.

(2) Il s'agissait alors de l'établissement de postes de police d'un nouveau genre, dans chaque quartier.

binet médical, situé au premier, serait relié à ce rez-de-chaussée par un escalier intérieur.

En attendant la construction de ces Maisons spéciales de police, de faire installer dans l'enceinte ou dans le voisinage immédiat de chacun des postes centraux actuels *d'arrondissement*, un cabinet médical suffisamment grand et tout à fait séparé de la partie du poste réservée aux individus arrêtés, — et deux salles d'ambulance pourvues chacune d'un lit et d'un lit de camp couvert d'une toile cirée ;

De faire établir dans l'enceinte ou dans le voisinage immédiat de chacun des postes de police de *quartier*, un cabinet médical assez grand pour renfermer un lit et un lit de camp couvert de toile cirée ;

D'attacher à chaque poste central d'arrondissement ou à chaque poste de police quatre médecins qui, à tour de rôle et suivant un roulement déterminé, séjourneraient jour et nuit dans l'ambulance : deux médecins adjoints seraient désignés pour chaque ambulance ;

De faire faire des voitures sur le modèle de celles servant au transport des individus atteints de maladies contagieuses, mais un peu plus longues, afin de disposer une place pour le médecin ;

« De faire construire, dans l'enceinte des Maisons de police projetées, une écurie et une remise pour la voiture et le cheval et deux chambres pour deux cochers ; mais en attendant l'établissement des Maisons de police, de faire construire dans l'enceinte des mairies où il y aurait de la place (1), une écurie et une remise pour deux chevaux et une voiture ; quant aux mairies où la place manque, il serait installé ou loué dans le voisinage de chacune d'elles une écurie et une remise ; de plus, il serait établi dans l'enceinte de la Préfecture de police une ambulance complète ;

De faire placer dans tous les postes de police, d'arrondissement et de quartier, un brancard à roues tout en laissant celui à bras, qui peut servir dans certaines circonstances (2) ;

Enfin, de faire établir, de distance en distance, tous les 200 mètres à peu près, dans les rues et les avenues de Pa-

---

(1) C'est-à-dire les mairies des 3e, 4e, 6e, 9e, 11e, 12e, 13e, 15e, 16e, 17e, 19e, 20e arrondissements.

(2) Il serait également utile de placer un brancard à roues dans chacun des commissariats de police de la banlieue.

ris et aux carrefours les plus populeux, des poteaux en fonte surmontés de deux boites, l'une portant l'inscription : *Secours publics*; l'autre, l'inscription : *Secours contre l'incendie*, lesquelles boites renfermeraient chacune un bouton télégraphique correspondant avec le poste de Police du quartier ou de l'arrondissement le plus voisin et pouvant indiquer l'endroit du poteau avertisseur. Les clefs de ces boites seraient déposées dans une boutique ou un magasin le plus rapproché dont l'adresse serait du reste inscrite au-dessus de la boite. Chaque gardien de la paix aurait une clef de ces boites.

Au reçu du signal dans le poste de police du quartier, le chef de ce poste enverrait de suite un gardien de la paix sur le lieu de l'accident et, en même temps, avertirait par un téléphone, le chef du poste central et lui indiquerait la place du poteau avertisseur où la voiture d'ambulance devra transporter le médecin. Le médecin arrivé près de la personne à secourir ou bien la ferait emporter dans la voiture au poste central, si le cas était grave, ou bien lui donnerait sur place les premiers soins, sauf à la laisser s'en aller à pied ou en voiture de place si le cas était de peu d'importance.

Si le signal était reçu dans le poste central comme étant le plus voisin du poteau avertisseur, les choses se passeraient sans l'intermédiaire du poste de quartier et le médecin serait de même transporté au lieu de l'accident.

L'individu arrivé à l'ambulance du poste central ou de la Maison de police séjournerait pendant le nombre d'heures que le médecin jugerait convenable et, après y avoir reçu des soins, s'en retournerait soit à pied, soit en voiture, ou bien serait transporté à son domicile ou à l'hôpital sur un brancard à roues.

Si l'individu à secourir avait été amené ou transporté à un poste de police du quartier, le chef du poste avertirait par le téléphone le chef du poste central d'avoir à y faire transporter la voiture d'ambulance et le médecin.

Dans les cas légers, celui-ci pourrait donner les soins dans le poste du quartier. Dans les cas graves le médecin ferait transporter l'individu dans la voiture d'ambulance jusqu'au poste central ou la Maison de police pour lui donner les soins nécessaires. »

Ce projet fut discuté dans la séance du 10 juin 1881 par le Conseil de salubrité. Les conclusions du rapport furent combattues par MM. Dujardin-Beaumetz, Trélat et Bouchardat, qui proposèrent au Préfet de Police de s'entendre avec le Directeur de l'Assistance publique à l'effet d'établir, conjointement avec lui, dans les hôpitaux les mieux appropriés à cet effet, des services d'ambulances volantes (1) analogues à celles qui existaient à New-York.

III. Pavillons de secours pour les malades et blessés.

L'idée d'établir, dans Paris, des postes médicaux spéciaux pour y recevoir et y traiter les malades et blessés de la voie publique, remonte à 1860.

Des projets ont été soumis, depuis, à l'Administration soit par des médecins particuliers, soit par le Directeur des Secours Publics, sans toutefois avoir reçu une suite favorable, malgré les nombreux vœux du Conseil municipal.

En 1860, le Dr Rigaud, après avoir plaidé, devant la commission d'hygiène du 7e arrondissement, la nécessité d'établir des postes de secours dans certains quartiers de Paris, en appela également aux sentiments d'humanité du Préfet de police de cette époque : « Il n'est pas de ville au monde, disait-il, qui possède un plus grand nombre de médecins que Paris ; il n'est pas de ville dans laquelle il meurt plus d'individus, faute de secours médicaux : c'est un fait indiscutable; personne ne songe à le nier. Dans une cité manufacturière et industrielle comme Paris, au milieu d'une population nombreuse, agglomérée sur certains points, au centre de quartiers dont les rues sont sillonnées à toute heure par des milliers de voitures et de charrettes de toute espèce, dans une ville traversée par un grand fleuve et un canal profond, au sein de laquelle les accidents sont, chaque jour, si fréquents, on est étonné de ne pas rencontrer quelques établissements spéciaux où les blessés sur la voie publique, les noyés (2), les asphyxiés puissent recevoir des secours prompts et efficaces.

« Certes, chacun se fait un devoir de prodiguer des

---

(1) En même temps que les ambulances urbaines du Dr Nachtel, un service appelé *ambulances municipales* fut organisé par la Préfecture de la Seine, pour le transport des malades dans les hôpitaux. (Voir p. 116.)

(2) On sait qu'il existe, aujourd'hui, des Pavillons de secours spéciaux pour les noyés.

secours à la victime d'un accident, chacun s'empresse avec un zèle, sans nul doute bien désintéressé et fort digne d'éloges, mais souvent intempestif et presque toujours sans résultat, les secours de l'art arrivant trop tard.

« Nous savons qu'au-dessus de la porte d'un grand nombre de corps de garde et de police on lit ces mots : *Secours aux blessés et asphyxiés* ; que dans ce poste se trouvent des boites contenant divers appareils ; que sur une pancarte sont inscrits les noms de quelques médecins du voisinage ; que les chefs de poste les requièrent au besoin ; mais, hélas ! il arrive, le plus souvent, que l'asphyxié ou le blessé succombe pendant qu'on perd un temps précieux en courses chez des praticiens que l'on ne rencontre pas toujours chez eux ; ou, s'il ne succombe pas, il attend en proie à d'intolérables souffrances et parfois exposé à une curiosité sans pitié, ou à une froide indifférence.

« Fermes sur leur consigne et pleins d'ardeur pour la défendre, nos braves soldats et gardiens de la paix sont-ils capables d'arrêter une hémorrhagie, d'appliquer un simple bandage sur un membre fracturé ? Peuvent-ils apprécier la gravité de certains accidents, qui, n'occasionnant aucune lésion apparente, tuent cependant, en quelques minutes ? Connaissent-ils l'emploi utile que l'on peut faire des divers objets contenus dans la boite dont ils sont dépositaires ? Et quand ils le connaitraient, sauraient-ils en faire un judicieux usage ? Il est au moins permis d'en douter. »

« Il serait donc important pour la salubrité publique, pour la sécurité de tous, d'organiser dans les quartiers les plus populeux, dans ceux où les accidents se répètent journellement et qui sont éloignés des hôpitaux, *des postes*, dans lesquels les victimes riches ou pauvres, trouveraient, à l'instant même, des soins éclairés. Ces sortes de *Potocomium* ne seraient pas d'ailleurs l'occasion de grandes dépenses : ils pourraient être montés à très peu de frais. Faudrait-il, aussi, les mettre dans de bonnes conditions de viabilité en les plaçant dans un local aéré et commode, d'un abord facile, au-rez-de-chaussée, en les dotant d'un matériel convenable et en accordant, au corps médical, quelques encouragements, une immunité quelconque ? L'on aurait, alors, un service de santé permanent et assuré dont l'autorité elle-même pourrait retirer d'incontestables avantages, car elle aurait toujours un homme de l'art à sa disposition pour les cas urgents. »

Cette question des postes spéciaux de secours fut l'une de plus grandes préoccupations du Directeur des Secours publics, M. le Dr Auguste Voisin, qui en 1861, puis en 1873 proposait les améliorations qu'il croyait devoir apporter, tout au moins, à l'installation des postes de police ; elles devaient, disait-il, relever Paris de l'état notoire d'infériorité dans lequel se trouvait le service des Secours publics, comparé à ceux de l'Angleterre, d'Amsterdam, de Madrid (1).

---

(1) Nous sommes heureux, ainsi que nous l'avons fait, à la première partie (voir Secours aux Noyés, page 6) de pouvoir donner, ci-après, l'organisation des Services de secours, pour malades et blessés, dans les principales villes de l'Etranger. Il n'y a aucune uniformité dans le fonctionnement des ambulances organisées jusqu'ici dans les différents pays. Les Sociétés privées de Charité et de Bienfaisance en ont créé un grand nombre ; puis viennent les Conseils d'hygiène et certains Hôpitaux ; enfin les Municipalités :

Allemagne. — En 1882 fut fondé à Kiel, par le célèbre chirurgien Esmarch, *la société allemande des Samaritains* (*Deutscher Samariter Verein*). Son but est de répandre dans le public les notions des premiers soins à donner en cas d'accidents subits, en attendant l'arrivée du médecin et en créant partout où c'est possible des Ecoles Samaritaines. L'association s'adresse principalement aux directeurs de toutes les corporations et de toutes les sociétés privées ou officielles, aux militaires et marins, et à toutes les personnes qui se trouvent le plus fréquemment dans le cas d'être les témoins des accidents.

Un diplôme avec le titre de Samaritain est accordé à celui qui aura subi, d'une manière satisfaisante, un examen. L'association peut, pour récompenser des services extraordinaires, accorder des distinctions honorifiques et des témoignages spéciaux de reconnaissance.

Des groupes furent organisés dès la première année dans 60 villes de l'empire allemand et, actuellement, l'association étend son action sur toutes les villes de l'empire, même les plus petites, dans tous les districts houillers, dans les fabriques, dans les grands chantiers....

Tous les ministères et toutes les municipalités soutiennent cette œuvre dont la population apprécie elle-même l'importance.

A Berlin, pompiers et agents de police suivent des cours ; et, plus de 500 d'entre eux possèdent le brevet de samaritain. Une boîte de secours est à la disposition de chaque compagnie de pompiers : en cas d'incendie, la compagnie emporte sa boîte de secours.

Les postes de police sont également munis d'une boîte et de brancards.

Chaque Samaritain possède un catéchisme, orné de gravures, très pratique et rédigé par le professeur Esmarch.

L'association s'occupe également des soins à donner aux noyés (a).

(a) Voir p. 6.

En 1874, il devait voir se réaliser ses projets d'établissements spéciaux pour secourir les personnes submergées ; quant aux malades et blessés de la voie publique, on se contenta du *statu quo*.

L'occasion devait cependant être fournie bientôt au Directeur des Secours publics de reprendre sa proposition relative à l'établissement de postes médicaux spéciaux pour *blessés*. En effet, le Conseil de salubrité saisi, en 1879, d'un

---

Amérique. — On verra, plus loin, l'organisation du service du transport des blessés, appelé à New-York *Ambulances Urbaines* (a). Plusieurs compagnies de chemin de fer ont institué des cours d'enseignement samaritain pour tous leurs employés.

Angleterre. — La *Saint-John's Ambulance Association* a été établie, il y a seize ans, dans le but de propager la connaissance des premiers secours à donner aux malades et principalement aux blessés. Déjà plus de 170.000 membres ont obtenu, à la suite d'un examen, le certificat constatant qu'ils sont aptes à mettre en pratique, les méthodes enseignées dans les cours et conférences organisés par la Société, pour relever un blessé, le transporter, arrêter le sang, etc. Une médaille qui peut être portée comme ornement est délivrée aux membres qui ont subi avec succès un deuxième examen. Un grand nombre d'agents de police, de pompiers, d'employés de chemin de fer portent le médaillon de la Société et peuvent être requis pour donner les premiers soins en cas d'accidents.

Des comités locaux sont installés sous les auspices de la Société, dans toutes les villes ayant une population de plus de 10.000 habitants. La Société ne vit que de souscriptions. Les résultats obtenus sont très considérables, grâce à l'appui donné par toutes les classes de la population et par la famille royale dont plusieurs membres ont eux-mêmes passé les examens exigés.

La Société a également organisé des corps d'ambulanciers et d'infirmières, ainsi qu'un service de transport, soit par terre, soit par eau, à l'usage des malades et blessés.

Autriche-Hongrie. — Deux Sociétés de secours, ayant toutefois une organisation différente, ont été créées dans les deux capitales, Vienne et Budapesth. 1° La *Wiener freiwillige Rettungs-Gesellschaft*, ou Société des Sauveteurs volontaires de Vienne, a été fondée en 1881, par le comte Hans Wilczeck, à la suite de l'incendie du théâtre de la Ville. Elle se subdivise en trois sections : secours en cas d'incendie, en cas d'inondation, et en cas d'accidents publics. Cette dernière, la plus importante, dit le Dr Mauriac (b), comprend 200 médecins et 200 hommes sanitaires, exclusivement recrutés parmi les étudiants en médecine.

La Société a placé dans les rues de Vienne, principalement, près des stations de tramways, 1 ou 2 brancards avec l'inscription sui-

(a) Voir p. 127.

(b) L'organisation des Secours Publics en cas d'accidents en Allemagne et en Autriche-Hongrie, par le Dr E. Mauriac, broch. Bordeaux, 1890.

pareil vœu par la Commission d'hygiène du 2e Arrondissement, chargea M. le Dr A. Voisin d'examiner ce vœu.

Après avoir signalé le nombre toujours croissant d'individus renversés par des chevaux et des voitures à la traversée des rues et des boulevards, et après avoir fait connaître les inconvénients, pour les agents de service sur la voie publique, de quitter leur poste pour conduire les blessés dans une pharmacie, et pour le pharmacien d'être tou-

---

vante : « Brancard à l'usage de chacun. — Délier des deux côtés les courroies, relever la toile cirée et détacher les brancards. — Prière de les rapporter aussitôt qu'on s'en sera servi et de reboucler les courroies. »

Trois *sanitas station* ou postes permanents ont été installés en ville par la Société. Ces postes sont munis de tous les objets de pansements et des moyens de transport. Ils sont reliés téléphoniquement avec la Direction de la police. Il y a constamment, dans chacun d'eux, trois hommes sanitaires (étudiants en médecine) de service pendant 24 heures et 3 autres en réserve. Ces étudiants sont nourris gratuitement. Pendant leur service, les hommes sanitaires portent comme insignes distinctifs, une casquette spéciale et un brassard au bras gauche.

Le chef de poste obéit à toute réquisition de la police et met le matériel sanitaire à sa disposition. Il appelle, suivant le cas, soit un médecin, soit un chirurgien de la Société. Les médecins disposés à répondre aux réquisitions de nuit, placent des lanternes spéciales devant leurs portes.

Les hommes sanitaires reçoivent des instructions spéciales pour agir en attendant l'arrivée du médecin.

La Société disposait, en 1888, de 25 voitures de différents types et de plusieurs autres moyens de transport. Tout malade qui désire être transporté par les soins de la Société d'un lieu à un autre doit produire un certificat désignant la maladie.

La Société organise des conférences publiques suivies d'exercices pratiques. Elle publie un journal trimestriel.

Les ressources de la Société sont fournies par 650 membres honoraires, dont les cotisations sont assez importantes pour le fonctionnement de tous les services. La valeur de son matériel est évaluée à 170.000 francs. La ville de Vienne alloue annuellement à la Société une subvention de 7.000 fr. Les souscriptions particulières suffisent pour couvrir tous les frais.

Il est question de remplacer les 3 postes par une seule station composée d'un pavillon central et de deux pavillons latéraux. Le rez-de-chaussée du pavillon central comprendra : un vestibule, un cabinet pour les médecins, une salle de garde pour les hommes sanitaires, une salle pour la réception des malades et des blessés, une chambre à bain, trois chambres pour les gardiens et serviteurs et un water-closet. Au premier étage se trouveront les bureaux, la bibliothèque et deux chambres servant de logement permanent à des étudiants en médecine. Les pavillons latéraux sont affectés l'un

jours mis, dans ce cas, à contribution, le Directeur des Secours concluait ainsi : « Puisque la question vous est de nouveau présentée, je crois qu'il serait utile d'y donner suite et d'admettre dès aujourd'hui, en principe, l'installation des postes médicaux sur la voie publique. Ils auraient la forme des bureaux d'omnibus, mais en petit ; ils seraient placés, sur la ligne des arbres, sur les boulevards et sur la ligne des candélabres, dans les rues.

à la cuisine, l'autre à la remise des voitures et à une écurie pour cinq chevaux. — Coût de l'installation : 65.000 francs.

2° *La Société volontaire de sauvetage de Budapesth* a été fondée en 1887 par le Dr Géza Kresc qui en a toujours la direction. Elle ne s'occupe que des secours à donner aux blessés et noyés. Parmi ses membres, elle compte actuellement 40 médecins et 400 étudiants en médecine qui ne paient aucune cotisation, alors que les membres fondateurs versent annuellement 200 florins, les bienfaiteurs 50 florins et les honoraires, 3 florins.

Un seul poste central de secours a été créé jusqu'à présent. Il se compose de six pièces : une chambre d'opérations, une chambre de garde pour les étudiants, une chambre de malades, une salle de bibliothèque, une chambre pour le chef de poste et une chambre pour les domestiques. Le poste est pourvu d'un certain nombre de boîtes de chirurgie et de tous les appareils reconnus indispensables.

Une remise se trouve à proximité : elle contient 3 voitures pour le transport des malades, un omnibus qui sert dans les cas de grands accidents, et 20 brancards de différents modèles. Quatre chevaux servent à la traction de ces voitures.

Le service de garde est ainsi organisé : Chaque soir à 7 heures, quatre étudiants, dirigés par l'un d'eux, se rendent au poste et y restent en permanence pendant 24 heures. Ils sont nourris gratuitement. Ils ne peuvent sortir dehors que pour les réquisitions. Il peuvent rester couchés de minuit à 5 heures du matin, mais tout habillés et prêts à partir au premier signal. Les journaux et livres de la bibliothèque sont à leur disposition. Huit autres étudiants forment la réserve et sont logés gratuitement par la Société. On peut les appeler à toute heure en cas de besoin.

La Société organise également des ambulances volantes pour les fêtes ou assemblées publiques.

Les voitures sont à la disposition du public ; mais la production d'un certificat médical est nécessaire, afin de faire connaître que le malade n'est pas atteint d'une maladie contagieuse et qu'il est en état d'être transporté sans danger de mort. Les indigents sont seuls transportés gratuitement.

Les frais annuels de poste central s'élèvent à 16.000 florins, plus 4.420 florins pour les frais d'un bateau (a). La municipalité alloue annuellement 10.000 florins : le reste est souscrit par les membres de la Société.

(a) Voir *Secours aux Noyés*, page 7.

« Ces postes seraient, bien entendu, pourvus de tous les moyens de secours aux blessés et aux individus pris de malaises ou de maladies subites. Ils serviraient de refuges aux agents de la police en faction sur la partie de la voie publique où ils seraient établis. De même que dans les postes de police, il serait placé, dans ces postes, une liste des médecins que l'on pourrait requérir en cas d'accident. Ces postes seraient mis en communication télégraphique avec

---

Danemark. — A Copenhague, le service est organisé à l'instar de celui de Vienne. Des voitures spéciales, toutefois, sont destinées à transporter des malades atteints d'affection contagieuse et la société a le droit absolu de réquisition sur tous les chevaux et voitures des services publics ou privés.

Espagne. — Un médecin devenu ministre, Rivero, a organisé à Madrid, un service de secours aux blessés qui fonctionne parfaitement et qui s'est augmenté beaucoup depuis quelques années par l'adjonction de dispensaires publics avec traitement gratuit.

Un certain nombre de maisons de secours ont été organisées ; elles sont tout à fait indépendantes des services militaires et policiers. Elles sont destinées à donner des soins aux individus blessés dans un endroit public, à soigner à domicile des malades dont la vie est en danger, à traiter dans l'intérieur de l'établissement des individus qu'on ne peut transporter ni chez eux, ni dans les hôpitaux.

Ces maisons de secours fournissent des brancards pour le transport des malades et des blessés, et un certain nombre de brancardiers attachés à chaque poste de secours sont chargés de parcourir les rues du quartier et de rechercher les individus dont l'état nécessite le transport. Des médecins et un infirmier sont attachés à chaque maison de secours. L'infirmier ne quitte jamais la maison. Il envoie quérir les médecins lorsqu'il y a nécessité.

Hollande. — Chaque agent de la police Hollandaise est muni d'une cartouche de pansement qui lui permet de porter les premiers secours à un blessé dans la rue (a).

Italie. — Le transport des malades et des blessés est effectué par les soins des confréries dont font partie les hommes de toutes les classes de la population. A Rome, quatre sociétés philanthropiques, les Croix verte, blanche, rouge et bleue, assurent le service, mais très irrégulièrement. A Florence, ce sont les frères de la Miséricorde qui depuis cinq siècles déjà sont chargés du soin de transporter malades et blessés sur des civières à bras. Toutes ces sociétés sont créées par l'initiative privée. A Turin, il a été créé en 1891, grâce à l'initiative du Dr Carlo Calliano, une école populaire pour les secours d'urgence (scuola samaritana), ainsi qu'une association d'infirmiers volontaires dont les ramifications devaient s'étendre dans tout le royaume sous le patronage de la Croix Rouge Ita-

(a) Voir Secours aux Noyés, page 8.

les postes centraux de leurs arrondissements ; et comme pour les Pavillons de secours aux noyés, les agents de service recevraient les notions nécessaires pour donner les premiers soins en attendant l'arrivée du médecin. Les instructions leur seraient données par le médecin directeur des Secours Publics (1).

« Quant à la disposition intérieure de ces postes, elle pourrait être étudiée par notre collègue M. Paliard (2).

« Je pense que l'installation de ces postes de secours constituerait un véritable progrès dans la ville de Paris ;

---

lienne. Parmi les nombreux articles des statuts de cette association nous retiendrons les trois suivants : Art. 2. Elle est composée de membres bienfaiteurs ou fondateurs, de membres honoraires et de membres actifs.—Art. 5. Les membres actifs sont solidaires entre eux ; ils sont munis d'un livret pour pouvoir se faire reconnaître en cas de besoin et partout, soit du public soit des autorités locales. Art. 6. S'il survient un malheur public ou privé (tremblement de terre, inondations, avalanches, rencontres de train de chemins de fer, rixes tumultueuses, guerre, incendies, etc...) soit dans la localité où reste une section de l'Association, soit dans une localité limitrophe, le conseil de direction se réunit d'urgence et quel que soit le nombre des membres présents et suivant les renseignements qu'il aura pu se procurer sur l'accident, prendra immédiatement ses dispositions afin d'établir le nombre d'escouades à appeler : on leur donne avis à domicile ainsi qu'il suit : « D'urgence, à l'Association ou sur le lieu du sinistre. »

Treize écoles de ce genre, dont deux en Sicile, fonctionnaient en 1891.

Russie. — On est étonné de ne pas voir fonctionner ici, comme en Suède et ailleurs, en temps de paix, la Société de la Croix Russe qui cependant a rendu de très grands services lors des opérations militaires de Turquie et de Bulgarie. On sait que cette Société est appelée à seconder l'administration militaire nationale : elle est régie par un Comité central dont le siège est situé rue des Ingénieurs n° 9, à Saint-Pétersbourg. M. Michel de Kauffmann est actuellement le président de cette société.

En temps de paix, le soin d'apporter les secours aux malades et blessés, est laissé aux municipalités.

Suède. — L'enseignement public pour porter secours aux malades et blessés est donné par la Société de la Croix Rouge.

Suisse. — L'Helvétie a adopté les principes de l'association samaritaine allemande.

(1) C'était là l'organisation d'un véritable corps de Secouristes, organisation sur laquelle nous croyons devoir appeler, aujourd'hui, l'attention de M. Lépine, Préfet de Police. Les médecins instructeurs ne manqueraient pas.

(2) Architecte en chef de la Préfecture de police.

et que, commencée dans quelques endroits, elle serait bientôt généralisée. La désignation des endroits où ces premiers postes seraient construits, leur forme, leur grandeur et leur distribution intérieure feront l'objet d'un examen ultérieur, dès que la question de principe aura été décidée. »

Le Conseil de salubrité nomma une commission pour étudier l'affaire et présenter un rapport complémentaire. Mais rien ne put être décidé alors.

En 1887, M. le Dr A. Voisin soumit au Préfet un modèle de Pavillon de secours, dressé, sur ses indications, par M. Bunel (1) et destiné à recueillir les blessés. L'emplacement désigné pour l'installation du premier poste de ce genre était la place de la République en raison de la grande circulation des piétons et des voitures.

Les dimensions de ce Pavillon comportaient 4 mètres de largeur sur 8 mètres de longueur. Il y aurait une porte et quatre fenêtres latérales. Deux pièces communiquant par une porte intérieure, l'une réservée aux hommes, l'autre aux femmes. Deux lits de repos, une table, une armoire, six chaises, un poêle à gaz dans chaque pièce, ainsi qu'un bec de gaz, un appareil télégraphique communiquant avec le poste de police le plus proche ; des appareils de secours et des médicaments ; un brancard à bras ; un robinet d'eau de la ville. Une escouade de 2 à 4 gardiens de la paix serait attachée à chaque Pavillon.

Ce projet qui séduisit aussitôt le Préfet de police d'alors, fit l'objet d'un rapport au Conseil municipal. On insista sur l'utilité qu'il y aurait de faire pour les blessés et les malades de la voie publique, ce qui avait déjà été fait pour les noyés. Les relations très tendues entre l'Administration préfectorale et le Conseil municipal ne permirent pas de donner suite à ce beau et utile projet.

Sans nul doute, la création des postes spéciaux pour blessés serait bien accueillie par la population parisienne ; aussi espérons-nous que le Conseil municipal, qui a déjà tant fait pour le service des Secours Publics, allouera bientôt le crédit de 20.000 francs jugé nécessaire pour la construction et l'installation d'un premier Pavillon de secours aux *blessés*.

---

(1) Chef actuel du service des architectes de la Préfecture et membre du Conseil de salubrité de la Seine.

IV. Postes de secours appelés Ambulances volantes, établis sous des tentes-abris, à l'occasion des Fêtes publiques, Revues, Anniversaires, etc. (1).

Le devoir de l'Administration (2) est non seulement de prévenir les accidents, mais de porter immédiatement les premiers secours lorsque ceux-ci se produisent.

Aussi, des postes ou ambulances sont-ils toujours installés sur les points de la Capitale où l'affluence des promeneurs ou des visiteurs pourrait être considérable, principalement lors des fêtes ou réjouissances publiques, revues militaires, carrousels, feux d'artifice, ascensions aérostatiques, funérailles publiques et autres.

Ces postes de secours furent jusqu'en 1874 établis sous tentes, ou dans des baraques louées pour la circonstance, par l'Administration. Mais le prix élevé de location et surtout le peu de temps qui s'écoulait quelquefois entre l'avis d'une fête et l'exécution, décidèrent l'Administration à faire l'acquisition d'un certain nombre de tentes dites « *marquises* », ce qui lui permet d'avoir instantanément à sa disposition, dans ses magasins, un matériel pouvant servir de poste médical. Ces tentes sont en forte toile; elles ont 3 m. 50 sur chaque face et sont pourvues d'une fenêtre ventilateur de 0,50 c. et d'une porte-rabat.

Un médecin est attaché à chacune de ces ambulances

---

(1) « Un événement déplorable signala l'époque de l'administration de M. de Sartine, Lieutenant général de police : c'est celui du 30 mai 1770. On avait préparé sur la place Louis XV un feu d'artifice et des illuminations pour célébrer le mariage du Dauphin avec l'archiduchesse Marie-Antoinette d'Autriche. Un défaut d'ensemble dans les mesures prises pour prévenir les accidents auxquels pouvait donner lieu l'immense population qui se portait sur le théâtre de ces fêtes extraordinaires, fut la cause du malheur qui arriva. Au milieu d'un désordre et d'une confusion dont on n'avait jamais eu d'exemple, cent trente-deux personnes perdirent la vie. Il y en eut à peu près un pareil nombre de blessées. Le Parlement, après avoir ordonné une enquête, manda M. de Sartine et le prévost des marchands pour qu'ils eussent à se justifier de leur négligence ; mais cette démarche n'eut d'autre résultat que de prouver le vice du concours de deux autorités rivales en de pareilles circonstances. Ce funeste événement éclaira le gouvernement, et les pouvoirs du Lieutenant-général de police s'en accrurent aux dépens de ceux du prévost des Marchands. » Trébuchet. Nouveau Dictionnaire de police, 1835.

(2) Loi des 16-24 août 1790 et Arrêté des Consuls du 12 Messidor An VIII. Attributions du Préfet de police.

volantes pendant la durée de la fête : il est assisté de deux aides chargés, le cas échéant, d'effectuer le transport sur brancard, de la personne malade ou blessée. Ce médecin a, sous la main, tous les objets qui sont nécessaires aux premiers pansements et aux premiers soins.

Le poste est garni intérieurement d'une boite de secours, d'une table couverte d'un tapis vert, d'un brancard à bras, d'un fauteuil, de deux chaises et d'un banc, d'une cuvette avec pot à eau, serviettes, savon, un bidon, une carafe, un verre, des citrons, du sucre et une petite cuillère, un chandelier et des bougies, des feuilles de rapports, encrier, plumes et papier et d'un tableau portant les Instructions du Conseil de salubrité, adoptées le 7 août 1891 (1).

---

(1) Ainsi qu'il a été fait pour les secours aux Noyés (a), nous donnons, ci-après, l'Instruction concernant les Malades et Blessés sur la voie publique :

Instruction : Lorsqu'une personne est trouvée blessée ou indisposée sur la voie publique, les premiers secours à lui donner, en attendant l'arrivée de l'homme de l'art, qu'il faut toujours appeler immédiatement, sont :

1° *Dans tous les cas,* relever (b) le blessé ou le malade avec précaution et le conduire, ou le transporter sur un brancard, au poste le plus voisin, ou dans le lieu le plus rapproché, où il puisse être secouru.

2° *En cas de plaie,* si le médecin tarde à arriver, et s'il paraît y avoir du danger, il faut découvrir doucement la partie blessée, en coupant, s'il est nécessaire, les vêtements avec des ciseaux, afin de s'assurer de l'état de la blessure. On lavera celle-ci avec des tampons d'ouate hydrophile trempée dans la solution phéniquée et on la recouvrira avec de la gaze iodoformée ou avec de la gaze au salol, maintenue par du coton et une bande.

3° S'il n'y a qu'une simple coupure et que le sang soit arrêté, on doit rapprocher les bords de la plaie et les maintenir en cet état à l'aide de bandelettes de baudruche gommée ou de sparadrap.

4° *En cas de contusion ou de bosse sanguine,* il faut appliquer, sur la partie, des compresses imbibées d'eau fraîche, avec addition d'extrait de saturne, une cuillère à café pour un verre d'eau ; à défaut d'extrait de saturne, on peut mettre du sel commun. Ces compresses seront maintenues en place au moyen d'un mouchoir ou de tout autre bandage, médiocrement serré, et on les arrosera fréquemment, afin de les tenir humides, avec le mélange indiqué ci-dessus.

5° *S'il y a perte de sang abondante* ou hémorrhagie par une plaie, on devra chercher à l'arrêter, en appliquant sur cette plaie, des morceaux d'amadou, soutenus au moyen d'un bandage, qui comprime suffisamment, sans exagération.

(a) Voir instruction aux Noyés, page 16.

(b) Relever ne veut pas dire asseoir, car pour la syncope, il faut que le malade soit tenu horizontalement.

Un drapeau tricolore surmonte l'ambulance.

Près du poste est placé un poteau indicateur portant, sur une plaque, la croix rouge de Genève sur fond blanc et l'inscription suivante : « *Secours publics.* »

Une lanterne portant également cette inscription est accrochée à ce poteau pour indiquer l'emplacement du poste, la nuit.

L'Administration possède actuellement 20 tentes d'ambulances.

Si le sang s'échappe très abondamment, et que le blessé soit pâle, défaillant, on exercera une forte compression sur la plaie par-dessus le pansement et à l'aide de la bande hémostatique en caoutchouc.

6° *Si le blessé crache ou vomit du sang*, il faut le placer sur le dos ou sur le côté correspondant à la blessure, la tête et la poitrine légèrement élevées, doucement soutenues, et lui faire prendre, par petites gorgées, de l'eau fraîche ou mieux encore de petits fragments de glace.

Les plaies qui fournissent aussi du sang, seront fermées au moyen d'un morceau de gaze au salol posé sur elles, et d'une couche de compresses d'ouate hydrophile et d'un bandage. Des compresses trempées dans de l'eau fraîche pourront, en outre, être appliquées sur la poitrine ou sur le creux de l'estomac.

7° Dans le cas de brûlure il faut conserver et replacer avec le plus grand soin les parties d'épiderme soulevées ou en partie arrachées et les recouvrir de vaseline boriquée.

On percera les ampoules avec une épingle, et on en fera sortir le liquide. On couvrira ensuite la partie brûlée avec du coton hydrophile.

8° *Dans le cas de foulure ou d'entorse*, il faut plonger, s'il est possible, la partie blessée dans un vase rempli d'eau fraîche et l'y maintenir pendant très longtemps, en renouvelant l'eau à mesure qu'elle s'échauffe. Si la partie ne peut être plongée dans l'eau, il faut la couvrir ou l'envelopper de compresses imbibées d'eau, que l'on entretiendra fraîches au moyen d'un arrosement continuel.

9° *Dans toute lésion d'une jointure*, il faut éviter avec le plus grand soin de faire exécuter au membre malade aucun mouvement brusque et étendu. On placera et on soutiendra ce membre dans la position qui occasionne le moins de douleur au blessé, et l'on attendra ainsi l'arrivée du chirurgien.

10° *Dans le cas de fracture*, il faut éviter aussi d'imprimer au membre aucun mouvement ; pendant le transport du blessé, on doit le porter ou le soutenir avec la plus grande précaution.

S'il s'agit du bras, de l'avant-bras ou de la main, on placera le membre dans la gouttière destinée à cet usage.

Si la lésion existe à la cuisse ou à la jambe, il importe, avant tout, d'immobiliser le membre tout entier, en le plaçant dans la gouttière pour le membre inférieur préalablement garnie d'ouate.

11° *Dans le cas de syncope ou perte de connaissance*, il faut tout d'abord desserrer les vêtements, enlever ou relâcher tous les liens

Revues militaires. — Ce fut seulement en 1831, que l'Administration pensa à installer des postes de secours à l'occasion de la Revue militaire que devait passer, pour la première fois le Roi, le 15 mai, au Champ de Mars.

Le rapport qui fait mention des mesures de précaution à prendre, à cette occasion, fait également observer que depuis longtemps, la Préfecture de police déposait, spécialement sur les points de la ville où la circulation était la plus active, des boites de secours et des brancards : « Mais

---

qui peuvent comprimer le cou, la poitrine ou le ventre. On couchera ensuite le malade et on s'efforcera de le ranimer au moyen de fortes aspersions d'eau fraiche sur le visage, de frictions avec du vinaigre sur les tempes et autour du nez. On pourra passer rapidement un flacon d'ammoniaque sous les narines, on fera des frictions sur la région du cœur avec de l'alcool camphré ou toute autre liqueur spiritueuse : ces secours doivent quelquefois être prolongés longtemps avant de produire le rappel à la vie. Si le malade a perdu beaucoup de sang et s'il est froid, il faut réchauffer son lit et pratiquer par-dessous la couverture et sur tout le corps des frictions avec de la flanelle. Lorsque la syncope commence à se dissiper et que le malade reprend ses facultés, on peut lui faire avaler de l'eau sucrée avec quelques gouttes d'alcool de mélisse.

Lorsque la perte de connaissance complique des blessures considérables au crâne, il faut se contenter de placer le blessé dans la situation la plus commode, la tête médiocrement soulevée et soutenue avec soin, maintenir la chaleur du corps, surtout des pieds, en attendant l'arrivée du médecin.

Si le blessé est dans un état d'ivresse qui paraisse dangereux par l'agitation extrême qu'il excite, ou par l'anéantissement profond des forces qu'il détermine, on peut lui administrer par gorgées, à quelques minutes d'intervalle, un verre d'eau légèrement sucrée, avec addition d'une cuillerée à café d'acétate d'ammoniaque. L'administration de cette préparation pourra être répétée une fois, s'il en est besoin.

Il importe de se rappeler qu'un nombre trop grand de personnes autour des individus blessés ou autres, qui ont besoin de secours, est toujours nuisible. Pour être efficaces, ces secours doivent être donnés avec calme, et appropriés exactement aux différents cas spécifiés dans la présente instruction.

État des objets et médicaments contenus dans les boites à pansement.

Une paire de ciseaux de seize centimètres de long, à pointes mousses ; Un paquet d'ouate hydrophile ; Deux paquets de coton ordinaire ; Un rouleau de gaze au salol, d'un mètre ; Une boite de soie phéniquée n° 0 ; Un étui renfermant des aiguilles à suture de diverses formes ; Une boîte d'épingles anglaises ; Une boite de sinapismes en feuilles ; Un étui renfermant de la baudruche gommée ; Du sparadrap dans un étui de fer-blanc ; Un petit pot de vaseline boriquée ; Des bandes de tarlatane, de six mètres de lon

si une semblable précaution est bonne dans l'état ordinaire de la ville, elle devient indispensable dans ces immenses agglomérations de citoyens qu'appellent quelques circonstances, entre autres les revues que va passer le Roi au Champ de Mars. « Outre les quarante à cinquante mille hommes d'infanterie de la garde nationale qui s'y trouveront incessamment réunis, il y aura de la cavalerie, de l'artillerie et sans doute une grande affluence de spectateurs.

« Il est facile de comprendre que des accidents peuvent survenir dans de pareilles réunions. Des imprudents franchissent sur de frêles planches les fossés du Champ de Mars, d'autres grimpent dans les arbres et peuvent tomber; les chevaux, les armes peuvent aussi être cause de quelques blessures, et si dans ce cas, l'on manquait des premiers secours ou des moyens de transport, l'Administration encourrait, en présence de tous les citoyens, le reproche d'incurie. »

C'est pour l'éviter que l'on proposa au Préfet d'adopter quelques mesures de prévoyance dont on n'avait pas encore remarqué l'importance, et il fut décidé qu'une ambulance serait établie au Champ de Mars. Elle serait pourvue d'une boîte de secours, d'un brancard : deux commissionnaires pour veiller sur ce matériel et servir au transport des malades devaient être placés près de ce poste. On eut la preuve de la sagesse et de l'utilité de la mesure prise, car huit personnes furent secourues en cette circonstance.

Depuis cette époque, des ambulances sont établies, par les soins de l'Administration à l'occasion des revues militaires passées soit au Champ de Mars, soit aux Champs-Elysées, à Vincennes ou sur l'Hippodrome de Longchamps.

Des postes de secours étaient également organisés, chaque année, près de l'Hôtel de Ville, pour le défilé des bataillons scolaires.

---

gueur sur huit centimètres de largeur ; Des compresses ; Une bande hémostatique en caoutchouc ; Une éponge et son enveloppe en taffetas gommé ; Une cuvette ; Une cuiller en fer étamé ; Un gobelet d'étain ; Une palette graduée pour la saignée ; Un agaric de chêne ; Un appareil Scultet ; Quatre grands flacons contenant : Alcool camphré, — Acétate de plomb liquide, — Solution phéniquée à 25 pour 1,000, — Solution boriquée à 40 pour 1,000; Quatre petits flacons contenant : Éther, — Acétate d'ammoniaque, — Alcoolat de mélisse, — Teinture d'arnica.

Chaque poste de secours aux blessés sera pourvu, en outre, de deux gouttières en fil de fer pour le membre supérieur, et de deux gouttières en fil de fer pour le membre inférieur tout entier.

Fête nationale. — A partir de 1831, le gouvernement célébra jusqu'en 1847, l'anniversaire des journées des 27, 28 et 29 juillet 1830. Des jeux publics, des fêtes nautiques et des feux d'artifice avaient lieu pendant la fête. Aussi, l'Administration organisa-t-elle des postes de secours. Il en était de même lors de la fête du Roi, célébrée tous les ans, le 1er mai, depuis 1835 jusqu'au 1er mai 1848; et pour la fête de la Constitution qui eut lieu en novembre 1848, ainsi qu'aux mois de mai des années 1849, 1850 et 1851.

Douze ambulances étaient généralement établies dans Paris lors de la fête du 15 août, et cela depuis 1852 jusqu'en 1869. On a encore dans la mémoire, la terrible catastrophe survenue le 15 août 1866, sur le pont de la Concorde et sur les quais voisins de ce pont, à la suite d'un feu d'artifice tiré sur le pont des Invalides et dont le bouquet final devait partir du milieu de la Seine. 41 personnes reçurent des soins dans les ambulances organisées spécialement pour cette fête de nuit; il y eut, en outre, 10 morts à déplorer. Le Palais-Bourbon ou Chambre des députés servit d'ambulance en cette triste circonstance.

De 1870 à 1878, la fête nationale ne fut pas célébrée. Mais le 30 juin 1878, le Gouvernement prit l'initiative d'une fête. Depuis cette époque, la fête nationale a lieu le 14 juillet de chaque année. Le nombre des postes médicaux, organisés, à cette occasion, varie de 14 à 22, et le nombre des personnes secourues pour maladie ou blessure, ne dépasse pas 20, en moyenne. Les principales causes sont: l'insolation et les fusées des feux d'artifice.

Fêtes spéciales (Mariages, Baptêmes, Anniversaires, Funérailles publiques). — Lors de ces fêtes, l'Administration eut également à prendre des mesures de protection, en raison de l'affluence du public. En voici les principales :

Mariage du Duc d'Orléans (le 14 juin 1837). — Naissance du Comte de Paris (29 août 1838). — Funérailles de Napoléon Ier (14 et 15 décembre 1840). — Mariage de Napoléon III (30 janvier 1853). — Baptême du Prince Impérial (14 et 15 juin 1856). — Funérailles de Thiers (8 septembre 1877). — Funérailles de Léon Gambetta (6 janvier 1881). — Anniversaire de la naissance de Victor Hugo (27 février 1881). — Funérailles de Victor Hugo (2 juin 1885). Disons, au sujet de cette dernière cérémonie, que vingt postes de secours avaient été installés, ce jour-là, sur le parcours du cortège, c'est-à-dire de l'Arc de Triomphe au Panthéon, par le boulevard Saint-Germain : 491 personnes y ont reçu des soins. Causes principales des troubles lipothymiques et hystériques : la pression, la station debout prolongée de 7 heures du matin à 6 heures du soir, et l'impossibilité, pendant cet espace de temps, de satisfaire les besoins naturels. Causes principales des traumatismes : chutes du haut d'échelles, d'arbres et de murs. Il y a eu deux accouchements dans les postes. — Funérailles de l'amiral Courbet aux Invalides (le 28 août 1885). — Funérailles du maréchal de Mac-Mahon (22 novembre 1893) : 50 personnes malades ou blessées. — Funérailles de M. Carnot, Président de la République (1er juillet 1894) : Treize postes médicaux, de l'Elysée au Panthéon par la rue de Rivoli, l'Hôtel de Ville et boulevard Saint-Michel. 486 personnes, dont un grand nombre de Dames et quelques militaires, reçurent des soins dans ces ambulances, par moment très encombrées. Principales causes : attaque de nerfs, étouffements, syncopes cardiaques, plaies de tête, coups de pied de cheval... Deux décès. — Fonctionnement des postes : de 8 heures du matin à 7 heures du soir, un poste était tenu par la Société des Ambulanciers-Sauveteurs, sous la direction du Dr F. Frébault. La Société des Sauveteurs du Dernier Adieu, était chargée d'un poste, sous les ordres de M. Chevé, président. Enfin, deux autres postes étaient organisés par la Société des Hospitaliers-Sauveteurs. Egalement, les Secouristes Français, par leur présence sur la voie publique, au milieu même de la foule, ont été souvent appelés à prêter leur précieux concours.

Fêtes particulières. — Le 17 août 1852, l'Administration fit installer deux postes médicaux près de la salle de bal organisé sur le Marché-des-Innocents et offert aux Dames de la Halle par le Prince-Président. La précaution ne fut pas inutile, car 70 personnes environ, y compris un militaire de la Garde Républicaine, suffoquées par la chaleur, ont été soignées dans ces deux postes. — Ouverture du boulevard du Prince-Eugène (septembre 1862). — Arrivée de S. M. le Shah de Perse à Paris (6 et 13 juillet 1873). — Fête municipale à Ménilmontant (15 novembre 1874). — Fêtes de bienfaisance données par le Syndicat de la Presse parisienne, au profit des victimes de la catastrophe d'Ischia (26 août et 2 septembre 1883).

Chaque année, depuis 1881, Fête des Fleurs, au profit de la caisse des victimes du devoir. — Grande fête dans les salons de l'Hôtel de Ville, au profit des pauvres de Paris (11 avril 1885). — Concours et Festival orphéonique (3 mai 1885). — Courses de la Société cynégétique : Canis Club (6 mai 1885). — Comité des fêtes de l'Industrie et du Commerce : grand bal au Tribunal de commerce (19 décembre 1885) ; Fête enfantine au Palais de l'Industrie (25 décembre 1885) ; Fêtes dans le Jardin des Tuileries, du Palais Royal et au Champ de Mars (du 16 au 30 mai 1886).

Le Conseil municipal, afin de venir en aide au commerce parisien, donne chaque année, depuis 1887, deux bals à l'Hôtel de Ville. A cette occasion, une ambulance est installée dans une des dépendances de l'Hôtel. — Fêtes à l'occasion de la présence des marins Russes à Paris (du 19 au 24 novembre 1893) : 27 postes de secours ; 83 malades ou blessés.

Inaugurations de statues ou autres monuments. — Etablissement de postes médicaux lors des inaugurations de l'Arc de Triomphe (29 juillet 1836) ; du monument de la Défense nationale (12 août 1883), à Courbevoie ; de la statue de Gambetta (13 juillet 1888), dans la cour du Carrousel, et de la statue du sergent Bobillot (15 juillet 1888).

Expositions diverses. — Des ambulances ont été également établies : lors de l'Exposition des produits de l'industrie nationale (juin 1849) ; des Expositions universelles (mai 1855, mars 1867 et 1878) (1) ; de l'Exposition internationale des sciences géographiques (1875).

Ascensions aérostatiques. — A l'occasion d'une ascension qui eut lieu au Champ de Mars, le 1er novembre 1851, l'Administration crut devoir, la première fois, assurer un service de secours par les soins du commissaire de police du quartier chargé également de veiller au bon ordre et à la sûreté publique ; une boite de secours fut mise à sa disposition et un médecin fut désigné pour l'assister.

Des dispositions analogues furent prises, par la suite, lors des ascensions publiques opérées les 11 avril et 20 mai 1852 par D'Helle, sur le Champ de Mars ; le 10 mai 1866 par Delamarne, sur l'Esplanade des Invalides ; les 23 juin, 14 juillet et 16 août 1867, par Beaucé et Ibos, avec le ballon le « Géant » (deux ambulances furent établies alors) et

---

(1) La Direction de l'Exposition Universelle de 1889 a organisé elle-même, un service médical.

enfin le 3 août 1868, par Eugène Godard, dans le Jardin de Tivoli.

Depuis cette époque, aucune mesure spéciale n'est prise par l'Administration lors des ascensions qui ont lieu à Paris. Du reste, les frais occasionnés par l'installation des ambulances, étaient supportés par les aéronautes eux-mêmes ou par les organisateurs des ascensions publiques.

Courses de chevaux. — Ce fut en 1837 que, pour la première fois, la Préfecture de police fit placer sur le lieu le plus convenable du champ de courses, un brancard et une boite à pansements afin de pouvoir faire donner les premiers secours dans le cas où des chutes et des accidents surviendraient. Les courses de chevaux avaient lieu alors au Champ de Mars, sous les auspices du Gouvernement ; et le programme, arrêté par le Ministère de l'agriculture et du commerce, était publié et affiché à Paris et dans les communes du département par les soins du Préfet de la Seine.

Depuis cette époque, chaque année, excepté en 1848, et jusqu'en 1856, un poste médical fut installé dans l'enceinte du champ de courses.

Depuis 1856, plusieurs sociétés, ayant pour but l'amélioration de la race chevaline, se sont constituées, et leurs champs de courses sont tous situés en dehors de Paris, quelques-unes de ces sociétés sont même reconnues d'utilité publique et subventionnées par le Ministère de l'Agriculture.

Toutes ces sociétés assurent d'elles-mêmes, dans l'enceinte du pesage, un service médical, bien qu'aucune prescription ne les y oblige. Il faut dire que ce poste médical est spécialement affecté au personnel dépendant de la Société et par suite au public des Tribunes.

La Préfecture de police fait cependant installer, chaque année, une ambulance spéciale, près du pont de Suresnes, à l'occasion du grand prix de Paris, course à Longchamps (Bois de Boulogne), des accidents pouvant se produire, soit au débarquement ou bien au moment de l'embarquement des nombreux voyageurs transportés par les bateaux-omnibus.

Foire aux pains d'épice. — Cette fête parisienne que l'on a appelé longtemps, la *Foire de Pâques*, se tient comme on sait chaque année, au Rond-Point de la Barrière du Trône. Aucune pharmacie ne se trouvant à proximité, l'administration fit établir pour la première fois, en 1847, un poste médical dans le poste militaire de la Barrière du Trône ; mais aucun médecin n'était désigné pour tenir l'ambulance.

De 1863 à 1875, le matériel de secours fut déposé dans un local situé au faubourg Saint-Antoine, approprié et loué pour la circonstance. Depuis 1875, le poste médical est installé dans un chalet en bois, loué également et placé Avenue de Bouvines, près de celui affecté aux gardiens de la paix de service à la fête. Jusqu'en 1883, un médecin était désigné, pour tenir l'ambulance chaque dimanche et lundi seulement. Mais comme un accident pouvait aussi bien se produire tout autre jour de la semaine, l'administration, pour ne pas encourir une grave responsabilité, si la victime ou les victimes de cet accident ne trouvaient point immédiatement, au poste médical, les secours nécessaires, prit sur elle, en 1883, d'assurer le service tous les jours, pendant la durée de la fête qui se tient pendant un mois entier. Chaque jour, deux médecins sont alternativement de service : l'un de 2 à 6 heures du soir, l'autre de 8 heures à minuit. Un commissionnaire est continuellement de service, tandis qu'un second n'est appelé que les dimanches et lundis.

La dépense occasionnée par le fonctionnement de ce poste médical s'élève, chaque année, à 1100 francs environ.

En 1893, le nombre des malades et blessés soignés dans le poste, s'est élevé à 14 pour toute la durée de la fête. Les blessures étaient principalement dues à l'ivresse, aux rixes et à certains jeux forains tels que les vélocipèdes mécaniques, etc.

V. Service médical dans les Théâtres.

La première ordonnance de police extérieure et intérieure des spectacles, en date du 8 brumaire an IX (30 novembre 1800), ainsi que les ordonnances du 7 janvier 1818 et 12 février 1828 sur les mesures de police dans les théâtres ne renferment aucune disposition relative aux secours à donner aux personnes indisposées ou blessés. Ce fut l'ordonnance de police du 12 mai 1852 (1) qui, à la suite

(1) Nous Préfet de police, — vu les instructions qui nous ont été adressées les 19 février et 30 avril dernier par M. le Ministre de l'Intérieur relativement au service médical à instituer dans les

d'accidents et indispositions survenus depuis quelque temps dans certains théâtres, constitua, pour la première fois, un service médical des théâtres.

---

théâtres ; vu l'arrêté du 23 février par lequel M. le Ministre de l'Intérieur a réglé ce service à l'Opéra ; Arrêtons ce qui suit :

Article 1er. — Dans chaque théâtre ou salle de spectacle de Paris, il y aura un service médical qui sera composé d'un nombre de médecins en rapport avec l'importance de l'établissement.

Art. 2. — Le service sera divisé par semaine et réglé entre les médecins, à la fin de chaque mois, pour le mois suivant. Il sera communiqué au directeur qui, après l'avoir approuvé, nous en donnera connaissance.

Art. 3. — Ce service devra être distribué de manière qu'il y ait constamment un médecin présent dans la salle, depuis le commencement jusqu'à la fin de la représentation. Lorsque le service de la soirée sera partagé entre plusieurs médecins, aucun d'eux ne pourra se retirer avant d'avoir été relevé par un de ses collègues.

Il y aura aussi à chaque répétition générale des pièces à spectacle, un médecin de service qui sera prévenu par la direction.

Art. 4. — Lorsqu'un des médecins voudra échanger son tour de service de semaine, il devra en prévenir le commissaire de police de la section, en lui justifiant du consentement par écrit de son remplaçant, avant l'ouverture des bureaux.

Art. 5. — Une stalle d'orchestre ou de balcon sera réservée, chaque jour de représentation, pour le médecin de service de la salle. Elle devra être placée le plus près possible de l'une des portes d'entrée. A la place du numéro, elle portera ces mots : Médecin de service.

Art. 6. — Le médecin de service se rendra chaque matin, à la direction du théâtre auquel il sera attaché, pour savoir s'il y a lieu de constater à domicile les maladies d'artiste ou d'employés qui motiveraient des refus de service. En cas d'urgence, le directeur devra le faire prévenir à domicile.

Art. 7. — Un local sera mis, dans l'intérieur des bâtiments, à la disposition des médecins de service. Il devra être convenablement meublé, chauffé, éclairé et contenir une petite pharmacie dont la composition sera réglée par nous, et placée sous la surveillance d'un membre du Conseil de salubrité.

Art. 8. — Des rapports trimestriels sur le service médical seront adressés par nous à M. le Ministre de l'Intérieur.

Art. 9. — La nomination de médecins dans les théâtres et spectacles, à l'exception du théâtre de l'Opéra, qui est en dehors de ce règlement, et le remplacement des médecins qui manqueraient à leur service ou se feraient remarquer par leur inexactitude, seront faits par M. le Ministre de l'Intérieur, d'après nos propositions et sur la présentation des directeurs.

Leurs fonctions seront gratuites. Leur révocation, pour manquement et inexactitude dans leur service, sera proposée par nous à M. le Ministre de l'Intérieur.

Art. 10. — Le commissaire chef de la police municipale et les commissaires de police de la ville de Paris sont chargés, chacun en ce qui le concerne, de l'exécution du présent arrêté. »

Cette question occupait, assez sérieusement, l'opinion publique à cette époque.

Le Conseil de salubrité, en présence de la construction défectueuse des Théâtres, de l'insuffisance d'aération, de l'étroitesse et de l'encombrement des places, ce qui constituait un état de choses des plus fâcheux pour la santé, appela alors l'attention du Préfet de police sur la nécessité de pourvoir lors de la reconstitution de ces établissements à tous les avantages désirables pour l'hygiène publique.

L'Administration répondit par l'ordonnance du 12 mai 1852.

Une commission du Conseil de Salubrité fut chargée de faire connaître les appareils et médicaments qu'il était nécessaire d'avoir dans les Théâtres pour l'administration des premiers secours. Cette commission considéra, tout d'abord, qu'il y avait, dans une salle de spectacle, deux catégories de personnes auxquelles des secours pouvaient être donnés : le public et les acteurs.

Elle pensa que l'Autorité devait se préoccuper surtout du public, les acteurs formant, en effet, une sorte de famille pouvant veiller à sa sécurité personnelle. Néanmoins, tout en tenant compte de cette circonstance, le Conseil crut devoir s'enquérir des ressources que les acteurs pouvaient avoir à leur disposition. Il existe, dans tous les Théâtres, un local spécialement affecté à leur usage ; on n'avait donc pas à se préoccuper d'une salle pour le service médical intérieur. Quant aux objets de pharmacie, le Conseil jugea convenable d'engager les Directeurs de théâtres à les avoir en double, dans l'intérêt du personnel qu'ils occupaient.

En ce qui concerne le service médical destiné au public, le Conseil demanda qu'il fût composé :

1° D'une *salle* ad hoc, sur la porte de laquelle serait l'inscription suivante : *Service médical,* et placée sur un point aussi central que possible ; cette salle devait être assez grande pour y faire pénétrer et y déposer une personne malade ; être munie d'une large fenêtre ;

2° *Mobilier* : Un lit ou un canapé avec oreiller, des chaises, une table, une cuvette avec pot à eau, verres et carafe, sucrier, verre en étain fin, cuiller à café et à bouche, chandeliers, serviettes et savon de toilette, couverture de laine, flanelles pour frictions, et une armoire suffisamment grande pour recevoir les médicaments et objets de pansement mis en ordre et en évidence, de manière à être promptement trouvés au besoin. Cette armoire aurait deux clefs : l'une pour les médecins de service au théâtre, l'autre pour une personne désignée par le Directeur. Sur la porte de l'armoire et à l'intérieur, serait affichée la liste des objets qu'elle contenait, avec les doses des médicaments prescrits.

3° *Médicaments* : 125 gr. d'eau distillée de menthe ; 125 gr. d'eau de Cologne ; 250 gr. d'eau-de-vie camphrée ; un flacon de 50 gr. d'amiante imprégnée d'ammoniaque ; deux flacons, de 30 gr. chacun, d'éther sulfurique ; 125 gr. d'eau de fleurs d'oranger ; 125 gr. d'acétate d'ammoniaque liquide ; dix paquets d'émétique de 5 centigr. chacun dans un flacon à large goulot ; 500 gr. de farine de moutarde ; 500 grammes de sel gris ; 500 gr. de sucre.

4° *Objets de pansement* : Une pièce de sparadrap ; deux pièces de taffetas d'Angleterre ; 100 gr. d'amadou ; 125 gr. de charpie ; une douzaine de compresses de 30 centimètres de long sur 25 de large ; six bandes de 2 mètres de long sur 5 centimètres de large ; six épingles à suture ; six serres-fines ; 30 gr. d'épingles ordinaires ; deux attelles à fracture de cuisse ; deux attelles à fracture de jambes ; deux attelles à fracture de bras ; quatre coussins de balle d'avoine ; deux draps fanons ; une pièce de ruban de fil écru.

5° *Appareils* (pour les cirques et hippodromes seulement) : Quatre appareils complets à fracture ainsi composés, savoir : un de cuisse, un de jambe, un de bras, un d'avant-bras.

Le Conseil prescrivit également une boite appelée : *Porte-secours*, propre à être transportée dans toutes les parties de la salle, et garnie des objets ci-après : 100 gr. de sirop d'éther ; un flacon de 30 gr. d'arnica imprégné d'ammoniaque ; 30 gr. d'eau de mélisse ; 30 gr. de vinaigre ; deux lancettes ; une paire de ciseaux ; une pièce de taffetas d'Angleterre ; un morceau d'agaric ; un peu de charpie ; quelques bandes de 2 mètres, et quelques compresses.

L'état qui précède fut approuvé par le Préfet et notifié ensuite à tous les directeurs des salles de spectacles. En 1853, la Commission, après avoir visité tous les Théâtres, reconnut que les directeurs de ces établissements s'étaient empressés de satisfaire, autant qu'il leur était possible, aux dispositions de l'arrêté précité.

L'ordonnance de police du 16 mai 1881 (1), concernant les mesures de sécurité dans les Théâtres et Concerts, est la dernière qui ait été prise par le Préfet de Police.

Bien que la Direction du service des Secours publics n'ait pas la surveillance directe des boites de secours déposées dans les théâtres, le Préfet de police n'en a pas moins le soin de veiller à ce que les prescriptions soient exécutées ; il peut toujours faire vérifier, par les commissaires de police, non seulement la présence des boites, mais encore, s'il n'y manque aucun des objets reconnus nécessaires par le Conseil de Salubrité.

VI. Service médical sur les chemins de fer.

Le 24 mai 1841, le Préfet de police crut devoir adresser aux administrateurs des Compagnies de chemin de fer, alors en exploitation à Paris, une circulaire conçue en ces termes : « Il est arrivé depuis peu, sur les chemins de fer, des accidents par suite desquels plusieurs voyageurs ont obtenu des contusions. Il paraît que les voyageurs n'ont pas reçu, avec promptitude, les secours nécessaires et que, dans une circonstance, ils n'ont pu trouverde médicaments qu'assez loin du débarcadère.

« Les règlements de police concernant les chemins de fer prescrivent qu'il doit y avoir, à chaque station, un wagon chargé des agrès et outils convenables en cas d'accident ; mais cette prescription serait insuffisante si l'on n'avait pas de quoi porter les premiers soins à des personnes blessées. Il me paraîtrait convenable qu'il y eût, soit à la

---

(1) Titre I. Ch. V. — *Locaux et accessoires.* — Art. 57, § 2. Tout théâtre devra contenir un cabinet pour le médecin de service... Ces locaux devront être convenablement installés.....

Titre II. Ch. III. — *Service médical.* — Art. 72 : Dans chaque théâtre il y aura un service médical qui sera composé d'un nombre de médecins en rapport avec l'importance de l'établissement.

Art. 73 : Le directeur devra donner connaissance à la Préfecture de Police de la façon dont le service médical sera assuré et réglé.

Art. 74 : Ce service devra être distribué de manière à ce qu'il y ait constamment un médecin présent dans le théâtre, depuis le commencement jusqu'à la fin de la représentation.

Art. 75 : Il y aura aussi, à chaque répétition générale, des pièces à spectacle, un médecin de service.

Art. 76 : Une boîte de secours sera placée dans le bureau du médecin.

suite de chaque convoi, soit aux stations, une boite de secours qui faciliterait des pansements immédiats. Il est rare qu'un convoi n'ait pas un médecin au nombre des voyageurs. Cependant il me semble que les compagnies pourraient encore, sans être obligées de payer des appointements, s'assurer d'avoir toujours un médecin sous la main. Le nombre des médecins est, en effet, assez considérable pour que beaucoup, rien que pour un titre, consentent à se tenir prêts à porter des secours en cas d'accidents fâcheux.

« Si l'administration ne doit pas rester indifférente aux soins plus ou moins prompts que peuvent recevoir les personnes blessées, cet objet n'intéresse pas moins les entreprises. » Et le Préfet, en recommandant aux administrateurs des Compagnies d'examiner cette affaire, avec toute la sollicitude qu'elle méritait, leur demandait, en terminant, de lui faire part des observations qu'elle leur aurait suggérées.

Les deux compagnies de Paris à Orléans et de Paris à Saint-Germain, firent aussitôt connaitre que depuis longtemps déjà, il existait dans chaque station intermédiaire et aux gares de départ et d'arrivée, des boites de pharmacie; et qu'elles s'étaient assurées le concours de quelques médecins, que l'on pourrait appeler en cas d'urgence. Elles proposaient, toutefois, au Préfet de faire examiner leurs boites de secours.

Le 15 novembre 1846, un règlement d'administration publique, sur la police, la sûreté et l'exploitation des chemins de fer prescrivait (art. 75) qu'aux stations désignées par le ministre des Travaux publics, les compagnies entretiendraient les médicaments et moyens de secours nécessaires en cas d'accident. Et au mois de février 1847, le ministère invitait le Préfet de police à faire examiner les boites de secours placées dans les stations de chemin de fer du département. Cet examen avait pour objet d'arrêter la composition de ces boites, de manière à ce qu'elles fournissent les moyens de parer à tous les cas qui pourraient se présenter.

Une commission, prise dans le sein du Conseil de salubrité, s'étant fait représenter des modèles de boites employées par les Compagnies d'Orléans, de Rouen, du Nord, de Sceaux, de Versailles et de Saint-Germain, en fixa dans sa séance du 17 avril la composition uniforme (1). Le

(1) On verra, plus loin, les nouvelles compositions des boites de secours imposées aux Compagnies de chemin de fer.

12 août 1847, le ministère faisait connaître à tous les Préfets la composition des boites de secours qui seraient exigées des Compagnies de chemins de fer. Et il ajoutait : « Je ne doute pas que les Compagnies ne s'empressent de maintenir toujours en bon état de conservation les substances contenues dans les boites et de faire, en outre, tous les approvisionnements nécessaires pour subvenir à tous les besoins du service et à toutes les éventualités. »

Ces mesures qui, jusque-là, avaient été toutes volontaires, devinrent obligatoires par suite de la décision, prise le 17 novembre 1847, par M. le ministre des travaux publics.

A cette date, survint une autre décision ministérielle au sujet du contrôle des boites qui étaient déposées dans les stations et les trains de chemin de fer. L'établissement de ces boites, dans le ressort de la Préfecture de police, bien avant la promulgation du règlement qui les a rendues obligatoires, était dû, en grande partie, aux efforts de M. Marc, alors Directeur des Secours publics du département de la Seine. Aussi, le Préfet de police devait-il proposer au ministre de confier définitivement à M. Marc, en raison des soins assidus et désintéressés donnés par lui depuis dix ans, à cet important service, la surveillance des boites de secours des chemins de fer et de lui accorder une indemnité dont les Compagnies feraient les frais. Le ministre convint, en effet, que le service des Secours dans le département de la Seine avait une importance toute spéciale, à raison du mouvement très considérable des voyageurs en circulation sur les chemins de fer situés aux environs de la Capitale, et qu'il était indispensable, par là même, que toutes les stations établies dans le voisinage de Paris eussent toujours leurs boites en parfait état. D'ailleurs, en cas d'accident, le Directeur des Secours publics, que son service habituel mettait en rapport avec tous les agents de la Préfecture de police, était plus en position que personne de prendre ou de prescrire les mesures nécessaires. Le ministre déclarait alors qu'il était, par conséquent, de l'intérêt de tous et des Compagnies elles-mêmes, que M. Marc fût chargé de cette surveillance.

La proposition agréée, il fut décidé, en échange de ce service supplémentaire, que le Directeur des secours publics recevrait une indemnité annuelle de 1.500 francs, somme à peu près égale à celle qu'il recevait sur les fonds municipaux. Cette indemnité serait imputée sur les crédits alloués au Préfet de police pour le paiement des frais de police et de surveillance des chemins de fer. La répartition en devait être faite ultérieurement par l'Administration entre les divers chemins de fer partant de Paris.

Nous ne pouvons laisser passer inaperçu un projet (1) d'organisation de service de secours dans un train en marche, proposé en 1861, par un magistrat de la ville de Paris, à la suite d'un crime commis le 6 décembre 1860, dans un wagon du chemin de fer de l'Est, projet qui, du reste, ne fut pas mis à exécution : « Il convient d'examiner s'il ne serait pas possible de préserver les voyageurs de certains dangers résultant d'un long voyage et de mettre à leur portée des moyens de sécurité et de précaution qui jusqu'à présent n'ont point été adoptés et qui permettraient d'apporter dans l'intérieur des wagons *des secours immédiats* en cas d'accidents ou de maladies.

« Pour arriver à ce résultat, il me semble qu'il serait possible de créer, pour chaque train, devant parcourir plus de 40 kilomètres, par exemple, *un wagon médical* dans lequel seraient déposés *une boîte de secours*, *des médicaments*, *brancards* et *autres appareils* ; dans ce wagon se tiendrait constamment *un médecin* qui ferait le voyage et serait prêt à se porter auprès d'un voyageur qui soit pour une cause de maladie subite ou par suite d'un accident, réclamerait le secours de son art. Les cas qui peuvent exiger l'assistance d'un médecin sont nombreux, et pour démontrer la nécessité de la création *d'un service médical*, dans les chemins de fer, je ne puis mieux faire que de joindre ici une nomenclature succincte des cas possibles où l'intervention immédiate d'un médecin pendant le trajet peut être réclamée. J'ai placé cette nomenclature à la suite de ce rapport.

« La dépense qu'occasionnerait la création d'un pareil service, peut, je le prévois, être un grand obstacle à son adoption ; cependant, si l'utilité en était démontrée, je crois qu'on ne devrait pas hésiter à obliger les compagnies à pourvoir aux frais qu'il occasionnerait. L'Etat même pourrait y participer. Les docteurs médecins ou officiers de santé spéciaux, choisis pour ce service, pourraient être pris parmi les jeunes gens nouvellement diplômés et n'ayant point encore de clientèle ; ils seraient appointés et rece-

(1) Le manuscrit comporte 10 pages. Nous en avons extrait les parties essentielles.

vraient, en outre, une rémunération des personnes qu'ils auraient secourues ; ils auraient aussi le bénéfice de la vente des médicaments. Enfin, il y a toute une étude à faire pour organiser un semblable service médical et je n'ai pas la prétention de tout prévoir et de retracer tout ce qu'il peut y avoir à faire et à adopter en pareil cas ; mais je crois que la création que j'indique est bonne ; qu'elle serait parfaitement appréciée et approuvée par tout le monde et qu'elle rendrait certainement de grands services aux voyageurs auxquels elle donnerait une grande sécurité, notamment pendant les voyages de nuit sur un grand parcours. »

L'auteur classe en deux catégories les maladies : 1° maladies dont est affecté le voyageur avant le départ et qui comprend : L'asthme, la suffocation, l'hypertrophie, l'anévrisme, les attaques de rhumatisme ou de goutte, les maladies congestives et les maladies chirurgicales. Dans la 2e catégorie, sont comprises les maladies pouvant se déclarer pendant le trajet, le voyageur étant en pleine santé au moment du départ : les vertiges, les défaillances, les syncopes, les accès de folie, le délire passager, les pertes, les accouchements, l'apoplexie, les fractures et luxations et les maladies graves occasionnées soit par le froid, soit par la chaleur.

L'auteur du projet indiquait, en même temps, les soins qu'il y avait lieu de prodiguer dans chacune de ces maladies, et proposait également une boite de secours composée *ad hoc*. Il terminait son travail en demandant que des trains spéciaux fussent organisés pour le transport des convalescents et voyageurs malades se rendant à des destinations thermales.

Au mois de juin 1866, le Ministre de l'Agriculture, du Commerce et des Travaux publics, crut nécessaire de faire connaître, à nouveau, aux Compagnies de chemins de fer, la composition des boites à pansement (1), qui devaient être placées : 1° dans tous les trains de voyageurs ; 2° dans les stations désignées par l'administration supérieure ; et 3° dans les stations attenant aux localités où résidait un médecin de la compagnie qui devait en posséder la clé. La composition ainsi fixée de ces diverses boites de secours, bien qu'étant obligatoires, ne devait pas empêcher

(1) Voir, ci-après, la nouvelle composition de ces boites.

les compagnies d'y ajouter tel élément dont l'expérience leur aurait fait connaître la nécessité.

La date du dépôt des boîtes, dans les trains de voyageurs, fut fixée au 1er juillet 1866. Quant à la modification complète de toutes les catégories de boîtes, elle devait être faite le 31 décembre de la même année.

Le Ministre appelait, en même temps, l'attention de chaque Compagnie sur l'utilité qu'il y aurait à ce que les conducteurs chefs de train reçussent quelques notions élémentaires sur l'usage des médicaments et appareils renfermés dans les boîtes de secours, la plupart de ces agents étant généralement assez intelligents pour être mis facilement en état d'administrer les premiers soins aux voyageurs en attendant l'arrivée du médecin.

Dans cette même dépêche, le Ministre recommandait aux Compagnies de fournir au médecin inspecteur des appareils de secours (1), tous les moyens propres à lui faciliter l'accomplissement de sa mission et notamment de lui faire remettre, toutes les fois qu'il les demanderait, les clés des différentes boîtes, y compris la clé de la boîte à amputation déposée dans les résidences médicales.

Dans un rapport adressé à l'Administration par l'Ingénieur en chef des mines, en 1867 — sans doute en raison de l'Exposition Universelle — il est fait mention de l'entretien des boîtes de secours déposées dans les gares de Paris et dans les autres gares, et de celles destinées aux trains de voyageurs. Chaque train, mis en circulation, en était pourvu et les Compagnies en tenaient un certain nombre en réserve pour remplacer celles qui seraient en mauvais état ou incomplètes. L'entretien de ces boîtes, c'est-à-dire le remplacement des parties de leur contenu employées ou avariées était remis aux soins du service médical des Compagnies ; c'était sous la direction de ce service que les boîtes à pansements confiées aux conducteurs de trains étaient fermées et plombées. Lorsqu'on avait besoin de s'en servir, le plomb était rompu et la boîte était ensuite recomplétée sans retard et plombée à nouveau.

Pour ne citer qu'une seule compagnie, le réseau de l'Ouest possédait, à cette époque, 63 boîtes en service actif et 26 en réserve.

Dix ans plus tard, en 1878, également au moment de l'Ex-

(1) M. le Dr Auguste Voisin avait remplacé M. Marc, dans ces fonctions.

position universelle, M. le Dr A. Voisin, directeur des secours publics, ayant constaté que dans le ressort de la Préfecture de police, les prescriptions réglementaires étaient bien exécutées en ce qui concernait les dispositions de l'art. 75 de l'ordonnance de 1816, déclarait qu'il n'y avait, à ce point de vue, aucune mesure spéciale nouvelle à prendre.

En 1889, des modifications devaient être apportées par le Ministère, sur la proposition de M. le Dr Aug. Voisin, dans la composition des boites de secours. En effet, une circulaire du 14 décembre 1889, adressée par le Ministre des Travaux publics aux administrateurs des Compagnies de chemins de fer, est venue annuler celle du 5 juin 1866. Ces modifications furent réalisées avant le 1er avril 1890. La circulaire indiquait les appareils et médicaments (1) que devaient

---

(1) Boites de Secours.

1° *Composition de la boite à pansements qui doit être placée dans les trains de voyageurs* : Un flacon de couleur fumée, contenant une solution d'acide phénique et de glycérine à parties égales (*a*); un flacon d'alcool camphré; un flacon d'extrait de Saturne; un flacon de vaseline; un rouleau de taffetas d'Angleterre; un rouleau de baudruche gommée (dite taffetas français); un paquet de ouate hydrophile; des bandes; des compresses; un drap fanon; deux cardes de ouate de coton; un paquet d'agaric de chêne; trois groupes de trois attelles reliées par des rubans; une éponge; un bassin; un étui garni d'aiguilles; une pelote garnie d'épingles; une boite d'épingles de sûreté; une pelote de fil à ligatures en soie; une pièce de ruban de fil; une bande hémostatique; cinq mètres de gaze simple; une cuiller à café en bois d'une contenance de 5 centimètres cubes; une trousse fort simple; une instruction sur les premiers secours à donner.

2° *Composition de la boite de secours pour les gares et stations désignées par l'administration supérieure* : Un flacon d'alcool camphré; un flacon d'extrait de saturne; un flacon d'éther; un flacon de laudanum de Sydenham; un flacon, de couleur fumée, contenant une solution de sublimé (*b*) au 1/5e, soit : alcool, 4 grammes et sublimé 1 gramme; un flacon, de couleur fumée, contenant une solution d'acide phénique et de glycérine à parties égales (*c*); un flacon de vaseline; un rouleau de taffetas d'Angleterre; un rouleau de baudruche gommée; un paquet de ouate hydrophile; des bandes; des compresses; deux cardes de ouate de coton; un appareil de Scultet; deux draps fanons; deux pelotes de fil à ligatures en soie; un paquet d'agaric de chêne; un gobelet; une cuiller à bouche; une cuiller à café en bois d'une contenance de 5 centimètres cubes; un étui garni d'aiguilles; une pelote garnie d'épingles; une boite d'é-

(*a*) Une cuillerée à café pour un verre d'eau (solution au 1/60e environ).
(*b*) Une cuillerée à café pour un litre d'eau (solution au 1/1000e).
(*c*) Une cuillerée à café pour un verre d'eau (solution au 1/60e).

contenir, dorénavant, les boites de secours, trousses et caisses à amputation déposées dans les gares ou dans les trains. Elle indiquait également que des dispositions particulières devaient être prises par les Compagnies pour éviter l'emploi, par des personnes inexpérimentées, des matières dangereuses placées dans les boites de secours.

La circulaire portait que les visites seraient faites par l'Inspecteur des appareils de secours et par les Inspecteurs adjoints.

---

pingles de sûreté ; trois coussins en balle d'avoine ; une gouttière en toile métallique pour fractures ; dix attelles assorties ; deux attelles articulées ; un bassin ; une éponge ; un tourniquet de J. L. Petit ; une bande hémostatique ; dix mètres de gaze simple ; une instruction sur les premiers soins à donner ; une trousse contenant : un rasoir, deux bistouris, une pince à torsion, une pince hémostatique, une paire de ciseaux droits, une sonde en argent pour hommes et femmes, une sonde cannelée, une spatule, deux stylets assortis, deux lancettes, quatre aiguilles à suture, un porte-nitrate et nitrate d'argent.

3° *Composition de la caisse à amputation qui doit être placée dans les résidences médicales* : Une scie à amputation et deux feuillets ; trois couteaux ; deux bistouris fixes ; une aiguille d'Astley Cooper ; un tenaculum ; une pince à coquilles ; une pince à torsion ; six pinces hémostatiques ; un tourniquet ; quatre aiguilles pour sutures.

TROISIÈME PARTIE

Transport des Malades, des Blessés et des Cadavres

I. Brancards à bras. — II. Brancards à roues. — III. Ambulances Urbaines. — IV. Ambulances Internationales. — V. Ambulances Parisiennes. — VI. Voitures pour le transport des personnes atteintes de maladies contagieuses. — VII. Fourgons pour les cadavres.

L'organisation à Paris d'un mode de transport des personnes malades ou blessées ne date que de 1778 (1).

Nous ferons connaitre, plus loin, les divers moyens employés depuis cette époque. Disons, tout d'abord, que l'Administration a fait déposer un brancard dans chaque Commissariat, ou poste de police, et dans certains postes de Sapeurs-Pompiers, d'octroi, de la Garde républicaine, dans les cimetières parisiens, chez les éclusiers..., etc...

Ces brancards sont aujourd'hui au nombre de 260. Il existe, en outre, 38 brancards roulants de différents systèmes, dont 20 sont déposés au siège de chaque commissariat suburbain.

---

(1) « Au mois d'août de cette année, le lieutenant de Police (a) forma de concert avec le bureau de la ville un établissement peu dispendieux et qui manquait dans une ville aussi immense que Paris. Des civières ou brancards furent déposés dans tous les corps de garde et pied-à-terre de la Garde de Paris, ainsi que dans ceux des ports, pour faciliter les moyens de porter dans les hôpitaux les personnes blessées ou, à leurs demeures, celles que quelque accident imprévu aurait mis hors d'état de marcher. » (Pia.)

Jusqu'à cette époque, lorsqu'on était en présence d'un blessé on faisait usage de tout ce qui se trouvait sous la main pour le transporter : « *échelle, planche ou autre chose peu commode*, qui le faisait « souffrir et rendait souvent la blessure plus dangereuse. »

(a) Le Noir.

Lorsqu'un accident se produit sur la voie publique, le brancard est immédiatement remis par les dépositaires ; toutefois, lorsqu'il s'agit du transport d'un malade dans un hôpital, la réquisition du brancard doit être adressée au commissaire de police du quartier par le médecin traitant. Il faut que ce magistrat connaisse, au préalable, le genre de maladie dont est atteinte la personne à transporter. Dans le cas où la maladie serait contagieuse, telle que variole, scarlatine, etc..., il refuserait le brancard et ferait demander une des voitures spéciales que l'Administration possède pour cet usage.

En outre, les brancards à bras appartenant à l'Administration Générale de l'Assistance publique peuvent être réclamés, comme il résulte de la circulaire ci-après transmise par le Directeur de cette Administration à tous les Directeurs des Hôpitaux de Paris : « Conformément au désir que le Conseil municipal a exprimé dans une de ses dernières séances, et après m'être entendu à cet effet avec M. le Préfet de police, j'ai décidé qu'à l'avenir, lorsqu'un accident sur la voie publique viendra à se produire dans le voisinage d'un hôpital, le brancard et les brancardiers de cet établissement pourront être mis à la disposition des agents pour le transport des blessés ; ceux-ci seront ainsi amenés à l'hôpital où ils recevront immédiatement les premiers soins.

« Mais étant donnée l'absolue nécessité de ne pas entraver le service des transports intérieurs, il doit demeurer bien entendu que nos brancards ne pourront être réquisitionnés que lorsque l'accident se sera produit dans un rayon de trois cents mètres au maximum.

« Je vous prie de donner à votre personnel des instructions dans le sens que je viens de vous indiquer. » (Juillet 1889.)

Depuis 1883, une statistique des transports est établie annuellement. A cet effet, les détenteurs de brancards ont à fournir, chaque fois qu'un individu est transporté, un rapport indiquant les nom, âge, sexe, adresse, profession du malade ou blessé, ainsi que la nature de la maladie ou de l'accident. Il résulte des états, dressés chaque année, que la moyenne des transports est de 840 environ, dans Paris. En voici le détail (1) :

(1) On remarquera que le nombre des transports par brancard diminue chaque année. La raison en est très simple : depuis quel-

Années.	Hommes.	Femmes.	Total.
1883	745	365	1.110
1884	664	301	965
1885	573	285	858
1886	564	331	895
1887	512	293	805
1888	519	337	856
1889	427	301	728
1890	486	302	788
1891	437	308	745
1892	383	257	640
1893	363	260	623

Les causes de ces transports sont indiquées dans le tableau suivant :

Suicides	252	Influenza	4
Mort subite	731	Epilepsie	321
Chutes, fractures	2.666	Paralysie	323
Plaies et contusions	1.271	Rhumatisme	224
Brûlures	98	Alcoolisme	44
Pleuro-pneumonie	342	Hernie	164
Bronchite	252	Asthme	26
Cholérine	10	Rage	2
Troubles gastro-intestinaux	291	Diphtérie	4
Hémorrhagie	317	Léthargie	1
Fièvres intermittentes	157	Anémie	79
Fièvre typhoïde	59	Accouchements	1.083
		Indispositions diverses	375

La statistique a été faite également par genre de profession. Ce sont principalement les journaliers, domestiques, employés, couturières, blanchisseuses, charretiers et cochers qui viennent en première ligne ; puis les couvreurs, cuisiniers, menuisiers, marchands de vins, mécaniciens, rentiers, etc... voire cinq Députés.

Nous allons maintenant passer en revue les différents appareils de transport, employés ou non, depuis 1778, par le service des secours publics à Paris : ils sont nombreux.

---

ques années, il a été créé, à Paris comme on le verra plus loin, un service de voitures ambulances *Urbaines* et *municipales* auquel on fait appel, le cas échéant.

I. Brancards à bras (1).

Le brancard à bras, c'est-à-dire qui est porté par deux hommes (fig. 7), et actuellement employé par l'Administration, est le même que celui primitivement adopté par le bureau de la ville en 1778, sauf quelques modifications, apportées

(1) Nous devons citer, également, quelques appareils appelés, indistinctement, civières, brancards, litières, sièges, etc., employés tant en France qu'à l'Etranger et que nous a fait connaître notre dernière Exposition Universelle ;

Brancard et civières Smith (Ch.), chirurgien-major de l'armée Norvégienne (Christiania).

Brancard et lit d'ambulance Ruysch, médecin militaire à Amsterdam, appareil à pieds et à tiges mobiles.

Brancard Lipowski d'Amsterdam, pour blessés et malades en chemin de fer.

Brancard Baldinelli, de Milan.

Brancard de montagne et de campagne, système Neudoerfer (Ig.), médecin-major, à Vienne (Autriche).

Brancard pour la guerre des montagnes, système Mundy, construit par Matyasowsky, de Vienne.

Brancard siège, pour embarquer les malades dans les gares, les bateaux à vapeur et pour les monter aux étages supérieurs des maisons. (Système Lohner et Cie, carrossiers de la cour, à Vienne.)

Brancard militaire système Franck fils, de Paris, adopté par la Société des ambulances urbaines de Bordeaux.

Brancard Legouest (1870).

Brancard Bastien. Voir *Union médicale*, 8 octobre 1870. Dumontpallier : *Ambulances*, « soins à donner aux blessés ». Voir également : ouvrage du Dr Paul Bernard, et Les ambulances de la Presse, par le Dr Demarquay.

Brancard articulé Mathias.

Brancard à compas : Walcker. A notre avis, c'est le même système que celui de M. Payenneville.

Brancard Demaurax (de Genève). Hampes en métal. Des gouttières à attelles jugulées sont fixées à la toile de l'appareil.

Brancard en bambous. En usage à la Société des hospitaliers d'Afrique (à Alger).

Brancard du D^r^ Frœlich, major de santé de l'armée Suisse. Appareil servant au transport d'un blessé à dos de porteur. Se compose d'un dossier avec bretelles, d'un *siège* avec console mobile se prolongeant à volonté en avant et de chaque côté au moyen de deux gouttières avec semelles. Le tout en bois, en partie rembourré de cuir ; son poids ne dépasse pas 9 kil. Prix : 60 fr. Permet de porter à domicile à travers escaliers ou couloirs étroits.

Brancard système Cézerac, fabricant d'instruments de chirurgie à Marseille.

Brancard système : Ewerlckx.

depuis. Les premières civières, dont on fit usage, offraient en effet, de légers inconvénients. Ne pouvant être pliées comme aujourd'hui, elles encombraient les postes ; aussi, les plaçait-on, le plus souvent dehors, où, à la merci du temps, elles se détérioraient vite. Dans certains postes, les militaires s'en servaient en guise de couchettes. Non couvertes, à cette époque, elles ne mettaient pas le blessé ou malade à l'abri de la pluie, du vent ou des regards des curieux. Il était, en outre, très difficile de nettoyer la toile lorsqu'elle avait été tachée par de la boue et surtout par du sang, puisqu'elle était clouée sur les deux montants de brancard.

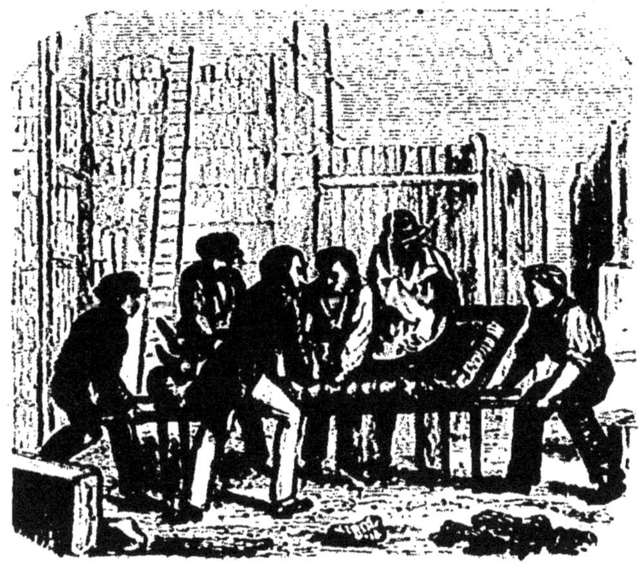

Fig. 7. — Brancard à bras.

C'est à M. Marc père (1) que l'on doit les divers perfectionnements apportés depuis à cet appareil (2).

En 1817, il fit établir une couverture en toile ; puis, en 1835, il eut l'idée de faire construire un brancard pliant et garni de toile imperméable.

En voici la description : A deux pièces de bois horizontales qui forment le corps et les bras du brancard et aux deux

(1) Le premier directeur du service des Secours Publics.

(2) En 1817, Brancard Marc, perfectionné par Danjou, fabricant de brancards.

extrémités se trouve fixée une autre pièce de bois, laquelle est attachée par des charnières perpendiculairement à la naissance de chacun de ces bras. La pièce de bois se brise, en outre, par le milieu en deux parties d'égale longueur, jointes ensemble par une charnière. Pour tenir le brancard ouvert on maintient cette charnière à l'aide d'un crochet en fer qui, placé à l'un des côtés de la pièce de bois, vient s'abattre dans un piton fixé à l'autre côté de la même pièce ne formant alors qu'une seule partie.

Lorsque le crochet ne maintient plus la pièce de bois, les charnières, permettent à cette pièce de se briser et au corps, ainsi qu'aux bras du brancard de se rapprocher de manière à n'occuper que le moins de place possible.

La partie supérieure des quatre montants, qui sont en bois de chêne et ne font qu'un avec les pieds, est destinée à recevoir, à hauteur de 25 centimètres au-dessus du corps du malade, une toile en coutil dont les côtés, en retombant, entourent parfaitement le brancard et préservent, par ce moyen, le malade du contact immédiat de l'air et de la curiosité des passants. La partie inférieure de ces montants forme les quatre pieds du brancard. Il y a en outre quatre axes qui permettent aux montants de quitter leur position verticale en s'abaissant et de se placer horizontalement et parallèlement aux bras du brancard lorsque celui-ci doit être plié. Il existe aussi une bande de toile cirée fixée des deux côtés du corps du brancard par des œillères, dans environ les 3/4 de sa longueur qui, partant de l'extrémité du brancard au côté des pieds, vient, en s'élevant, s'accrocher à l'aide d'une tringle à crochet, dans deux pitons fixés aux montants de tête et former ainsi une élévation destinée à soutenir la tête du malade.

Le brancard comporte : deux courroies de toile pour maintenir le malade ; deux bretelles en cuir qui, passant dans les bras du brancard, aident les porteurs à en soutenir le poids ; une couverture en laine ; et enfin deux petites courroies en cuir qui contiennent les différentes pièces du brancard lorsqu'il est plié.

Le brancard de M. Marc a été perfectionné depuis, par les fabricants, MM. Jean et Breteau (Fig. 8).

Muni de sa bâche en coutil rayé et de ses bretelles, le prix du brancard était, en 1826, de 152 francs. Le prix actuel est de 88 francs et le poids ne dépasse pas 25 kilos. La longueur est de 3 m. 10 et sa largeur, étant déployé, de 0,80.

Le Conseil de salubrité eut à examiner en 1851, un brancard en fer de forme semblable à celle des brancards ordinaires. Mais son poids considérable (35 kilos) ne permit pas à l'administration d'en faire usage. Il était présenté par M. Audouin.

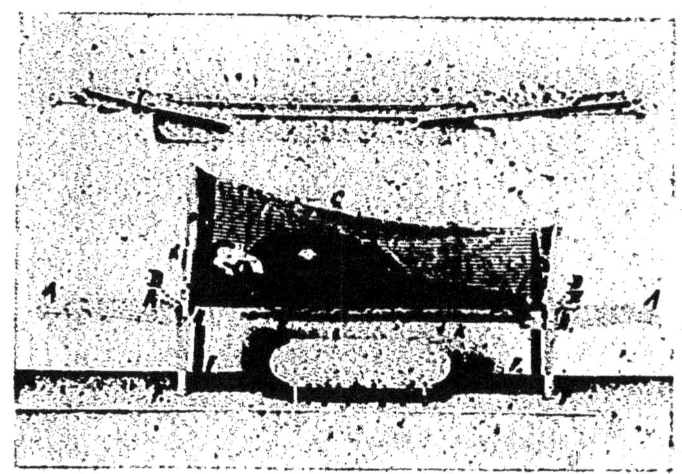

Fig. 8. — Brancard à bras. Constructeurs : Jean et Breteau.

En 1884, M. Bezançon, chef de division à la Préfecture de police, et délégué au Congrès d'hygiène de La Haye, y avait remarqué un brancard automatique, système Pohl (1) qui, en raison de son prix (2) et à cause de l'avantage de pouvoir, en se pliant, occuper fort peu de place, lui parut susceptible d'être utilement employé à Paris. (Fig. 9 et 10).

Ce brancard, tendu et ouvert, mesure 2 m. 50 de long sur 0.65 de large. Les montants en bois de frêne sont reliés par trois traverses du même bois. Les pieds sont au nombre de six ; mais quatre seulement, ceux des extrémités, reposent à terre et ont 0,40 d'élévation.

A environ 0,15 au-dessous des montants, quatre tiges en fer relient les deux pieds du centre aux quatre pieds extrêmes et les maintiennent fixes, lorsque le brancard est tendu. Deux autres tringles en fer, de forme demi-circu-

(1) Pohl — 45, Buitenhoff — La Haye (Hollande).

(2) Le prix, qui était de 32 florins ([illegible] francs), s'éleva, avec les frais de douane et de transport à Paris, à 90 francs.

laire, munies chacune d'un bouton à leur point central, supportent la toile-abri.

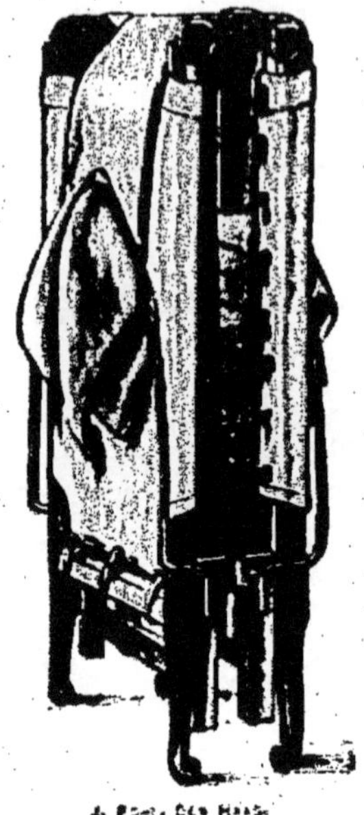

(La Haye)

Fig. 9.

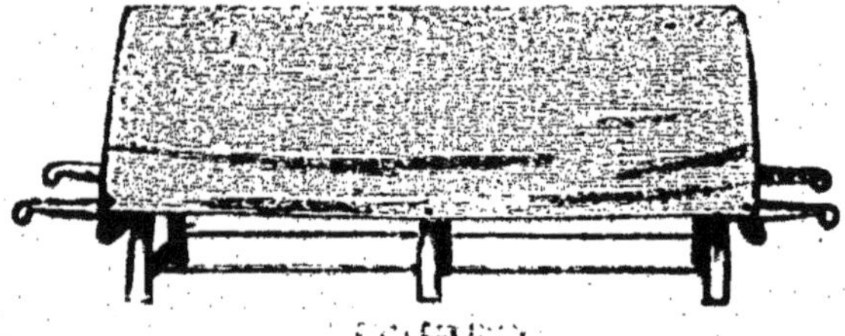

Fig. 10. — Brancard à bras, système Pohl.

Le brancard se replie en trois parties. On a soin, pour le replier, de le renverser complètement, puis on ramène les unes vers les autres, les quatre poignées sur lesquelles reposera, dorénavant, le brancard replié. Dans cette position, il mesure 1 m. 17 de hauteur. Les deux tringles qui supportent la toile-abri, ainsi que les quatre pieds extrêmes, se sont rabattus d'eux-mêmes sur la toile du fond. Cette toile est maintenue dans sa longueur, sur les deux montants du brancard, par une forte corde passant par seize œillères et possède à ses extrémités, des lanières en cuir pour lui donner plus de résistance. La tête du malade repose sur un coussin mobile. L'administration possède deux brancards de ce genre.

MM. Renaut et Remilleux soumirent, en 1888, à l'examen d'une Commission, un brancard à bras (fig. 11) de leur invention, et déjà adopté par la Société : les Sauveteurs Bretons.

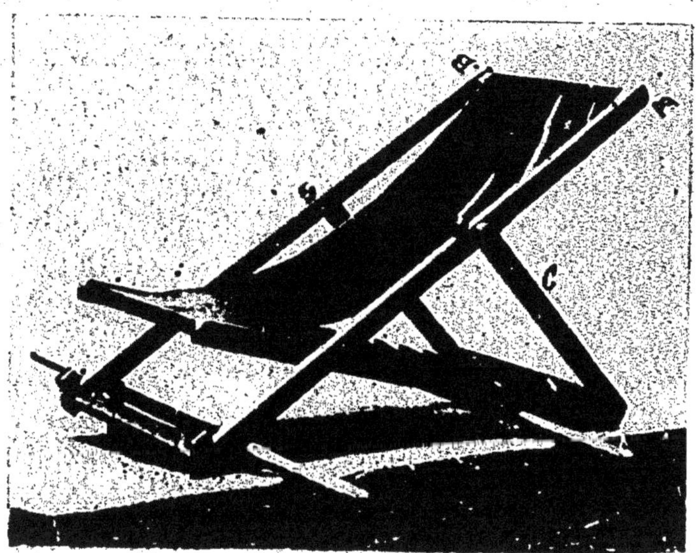

Fig. 11. — Brancard à bras Renaut et Remilleux.

Cet appareil consiste en un cadre en bois dur ayant la forme rectangulaire dans lequel se trouve un dossier à crémaillère auquel on peut donner toutes les positions nécessaires au blessé. Le cadre est pourvu, à ses quatre angles, de manches ou leviers mobiles maintenus dans des douilles en fer. La toile, sur laquelle le blessé est transporté, est en fort treillis recouvert de moleskine. Une ceinture assujettit le blessé au brancard.

Le poids du brancard est de 10 kilos ; plié, sa longueur est de 1 m. 41 et sa largeur de 0,61. L'appareil est léger, très portatif et d'un maniement facile. La modicité de son prix (25 francs) permet d'en multiplier le nombre. Il exige peu d'espace dans un poste.

Pour enlever un blessé, il faut poser le brancard à plat sur le sol et y placer ensuite le blessé.

Le brancard peut être porté à deux ou à quatre ; dans le

premier cas, un porteur fait face au blessé et celui qui ouvre la marche leur tourne le dos ; dans le deuxième cas, chaque porteur se place derrière un levier, deux à droite, deux à gauche du brancard. La levée se fait ensuite et les porteurs marchent, conduisant le blessé la face en avant.

Le service des Secours Publics possède six appareils de ce genre.

L'attention du Conseil municipal de Paris et de la direction des Secours publics fut appelée en 1887, par M. Amiel, inventeur d'une civière d'ambulance, qu'il indiquait comme indispensable sur la voie publique dans tous les quartiers de Paris, pour transporter promptement les malades ou blessés, le jour ou la nuit, sans avoir besoin de recourir aux brancards qui sont présents et quelquefois absents, dans les postes plus ou moins éloignés du lieu des accidents.

L'inventeur a construit, à cet effet, un kiosque qui n'occupe qu'un mètre carré sur la voie. Dans ce kiosque, se trouve un fauteuil pourvu de deux sièges superposés et pouvant au moyen d'un mécanisme se transformer en un brancard à bras, solide, confortable et léger.

Le kiosque contient, en outre, deux petites armoires où l'on peut placer quelques médicaments urgents.

Un gardien, décrotteur de son métier, est attaché à chaque édicule, appelé par l'inventeur : *Loge parisienne de propreté avec civière d'ambulance.*

M. Amiel offrait gratuitement les médicaments et le brancard de chaque kiosque. Dans le jour, le gardien donnerait immédiatement le brancard en cas d'accident ; la nuit, les agents de l'Administration seraient porteurs d'une clef leur permettant d'ouvrir le kiosque qui serait toujours éclairé, muni, en outre, d'une lanterne électrique sourde.

Comme son nom l'indique, cet édicule avait une autre destination ; il offrait aux personnes désireuses de procéder à la toilette de leurs chaussures, un abri contre les intempéries et en même temps un siège élégant.

Trois kiosques furent installés, à titre d'essai, avec l'approbation du Préfet de la Seine sur les points ci-après : places de la Bourse et de la Madeleine et près de la Porte Saint-Martin. Ils furent supprimés peu de temps après.

En 1889, une civière (fig. 12), système J. Payenneville, fut soumise à l'examen du directeur de Secours Publics par une Société nouvellement créée, et portant le titre de : Ambulances Internationales.

Le poids de ce brancard est de 12 kilos. Il se monte et se démonte rapidement. Les hampes sont en bois et réunies par des barres ou compas d'écartement en fer à charnière. Les deux branches du compas sont arrêtées par des goujons ; l'écartement est toujours rigide et parallèle.

Fig. 12. — Brancard à bras, système Payenneville.

Le porte-tente est un système en ferrure légère, attenant au bois ; cette ferrure est à brisure pour doubler la longueur et former l'élévation de l'abri de la tête. La même ferrure fixe les pieds et les compas d'écartement.

La couchette est fixée au-dessous des hampes avec des œillets et par des cordes passées dans des pitons qui permettent de remplacer la toile salie ou détériorée.

L'oreiller de la couchette est accroché sur deux tiges à vis avec des trous à œillets.

Le montage s'exécute ainsi : relever droit les quatre pieds qui sont placés contre les hampes ; prendre une hampe dans chaque main en les écartant, et pousser le compas à fond avec le genou ; accrocher enfin l'oreiller aux pitons des deux pieds de tête et lever les tiges placées contre les hampes pour tendre la tente-abri.

Pour démonter l'appareil on décroche le porte-tente ainsi que l'oreiller et on replace les tiges brisées ; on ramène ensuite le compas en avant, en replaçant les pieds et en rapprochant les hampes ; on sangle enfin la civière avec les deux courroies à œillets qui sont fixées à la couchette.

II. Brancards roulants (1).

Le transport des malades et blessés par brancard à mains a été l'objet de sévères critiques de la part d'un médecin éminent de Paris, le Dr Robinet, ancien président de

---

(1) Nous signalerons, ici, quelques brancards sur roues en usage en France, ou à l'étranger :

Litière d'ambulance à roues pour le transport des blessés (d'après les dessins de Neuss, de Berlin) perfectionnée et introduite, par l'ordre de Saint-Jean de Jérusalem, dans les pays de mines et de houilles, ainsi que pour la police des villes (Angleterre).

l'Académie de médecine, et ancien membre du Conseil général de la Seine, dans une lettre qu'il écrivit en 1866 à ce sujet :

« Je viens d'être témoin, encore une fois, d'un état de choses des plus affligeants et qui excite vivement la commisération publique. Je veux parler des brancards destinés au transport, dans les hôpitaux, des blessés et des pauvres malades. Par leur construction et surtout par leur *fond en toile*, ces brancards présentent une sorte d'élasticité qu'on a pu croire avantageuse pour ceux auxquels ils servent. Mais les malheureux blessés, déposés sur ce fond en toile et, par suite du mouvement cadencé des deux porteurs, sont exposés à une sorte de trépidation plus ou moins forte et qui doit être affreuse pour les *fracturés* surtout....

« Ce matin, je voyais entrer à la Charité, une femme âgée ainsi transportée. Sa figure exprimait les plus vives souffrances. Le mouvement cadencé des porteurs la faisait sauter sur le matelas comme *un cavalier au trot* ! Elle s'était assise et se cramponnait de son mieux aux épaules de son mari marchant à côté du brancard ; mais il était évi-

---

Brancard à roues système de Mooy, de Maestricht (Pays-Bas).

Brancard Strobel. Brancard à bras ordinaire reposant sur un essieu lequel supporte quatre bras métalliques qui se terminent chacun par une main en fer. Les supports ont la forme de la lettre U, et chacune des branches de l'U est tordue sur elle-même, suivant un demi-tour de torsion d'une longueur de 25 centim., de manière à éviter les mouvements oscillatoires. Les hampes du brancard se posent dans les mains en fer et y sont maintenues au moyen d'un levier qui commande la vis d'une crapaudine.

Brancard J. Furley, de l'Association hospitalière de Saint-Jean de Jérusalem. (Voir l'appareil dans l'Étude de MM. Lutaud et Hogg.)

Brancard du Dr Armstrong, médecin sanitaire à Newcastle-Upon-Tyne, 11 livres sterling : 275 francs. (Voir Lutaud et Hogg.)

Brancard Dr Jacoby, de Wurzbourg (Autriche). Appareil en forme de brouette, à une ou deux roues, et tout en fer. (Voir modèle et description dans le n° 9, 11 mai 1891, de « *Der Militaerarzt* », Moniteur sanitaire de l'armée.) Appareil très ingénieux se pliant entièrement et tenant peu de place.

Voiture d'ambulance Masson, long cabriolet à deux roues, traîné par un cheval, servant à transporter deux malades couchés et deux assis ou six malades assis : employé lors de la guerre du Mexique.

Voitures Rosenkranz (Amérique), contient quatre couchettes, disposées sur deux étages et pouvant se transformer en deux bancs pourvus de siège et de dossiers rembourrés, les sièges étant fournis par l'étage inférieur et les dossiers par l'étage supérieur des couchettes.

dent que sa position, par suite du sautillement qu'elle subissait, était des plus pénibles. »

Le Dr Robinet terminait en faisant un appel pressant à la sollicitude et à l'humanité des membres du Conseil d'hygiène en faveur des blessés et des malades, qui y avaient certes plus de droit que les personnes arrêtées, pour lesquelles des voitures spéciales, dites cellulaires, venaient d'être adoptées ; mais l'auteur de cette lettre ne proposait aucun système nouveau pour remédier aux fâcheux inconvénients qu'il signalait.

Ce fut en 1867, à la suite de l'Exposition Universelle, que le Dr Aug. Voisin crut devoir proposer, pour la première fois, l'usage du brancard roulant, imaginé par le Dr Gauvin (fig. 13) adopté alors par la Société Internationale de Secours aux blessés de terre et de mer. Dans son idée, ce

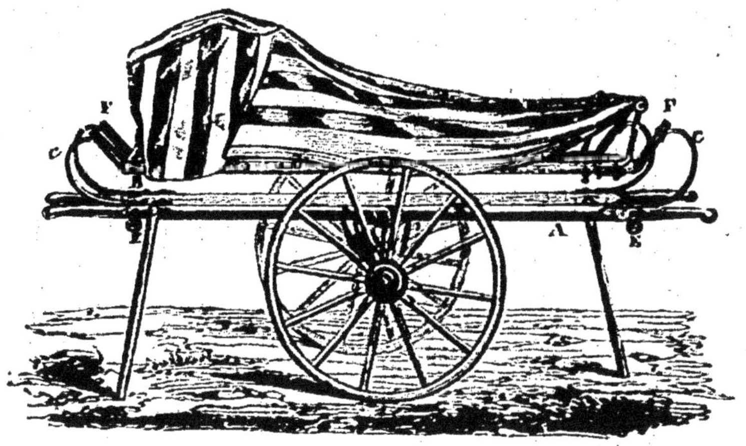

FIG. 13. — Brancard à roues du Dr Gauvin.

nouveau brancard n'était pas du tout destiné à supplanter le brancard à bras ; il devait en être seulement l'auxiliaire et ne servir que sur les points très éloignés d'un hôpital.

Il considérait que le transport d'un malade ou d'un blessé d'une partie éloignée du centre de Paris à un hôpital, demandait une heure et demie à deux heures de temps avec le brancard à bras, et les malades et blessés souffraient de ce long trajet ; avec le brancard à roues, le trajet serait notablement diminué et l'Administration trouverait dans chaque transport un bénéfice assez grand, puisqu'au lieu de payer deux commissionnaires, voire même quatre et six, elle n'aurait à en employer qu'un. Cette économie serait à ajouter à celle que le service des Secours Publics réaliserait sur la moindre durée du trajet, bénéfice pour les malades et les blessés, bien entendu. Des essais devaient être faits ; mais l'inventeur vint à décéder sur ces entrefaites.

La question des brancards à roues ne fut reprise qu'en 1876. A cette époque, le directeur des Secours Publics s'entendit avec un fabricant de voitures destinées aux malades, M. Dupont, et un brancard fut construit d'après ses indications, mais sur les données de l'appareil Gauvin et acquis, aussitôt, par l'Administration, au prix de 330 francs. Placé au poste de police de la mairie de Passy, on reconnut, à l'usage, que cette voiture était d'une grande légèreté et présentait plus de commodité que le brancard à bras dont on se servait habituellement.

Le brancard Dupont, à brisures articulées, s'élève à un mètre du sol et est monté sur un châssis dont il peut être facilement séparé. Le châssis, pourvu d'un petit tiroir dans lequel on place quelques objets de secours immédiats, est lui-même suspendu sur des ressorts appuyés à l'essieu. Il est grand : longueur, 2 mètres 30 ; largeur, 1 m. 05 ; hauteur, 1 m. 65. Le seul inconvénient qui existe est de ne pouvoir trouver un emplacement convenable dans les postes de police, d'ordinaire très exigus. Prix : 325 fr.

On vient de voir que le désir exprimé depuis 1867, par le Dr A. Voisin, n'avait reçu satisfaction qu'en 1876 : il est juste de dire que ce fut M. Félix Voisin, Préfet de Police, et frère du directeur des Secours Publics, qui autorisa l'acquisition et la mise en service du premier brancard roulant.

Déjà, en 1873, M. Delestre, inventeur d'une voiture-traîneau-ambulance (fig. 11), qu'il avait présentée à cette époque, à l'Exposition organisée par la Société des Secours aux blessés militaires, fit connaître son appareil en adressant à l'Administration une notice. Mais M. Delestre eut le tort, à notre avis, de s'en tenir là et de ne pas présenter sa voiture à l'examen d'une Commission.

Cette voiture-ambulance, d'après l'inventeur, est en quelques minutes démontable et remontable, pièces par pièces et chacune d'elles est transportable à bras, à épaules ou à dos d'homme. On peut facilement la remiser en tout endroit même très exigu. Elle n'a ni avant, ni arrière, c'est-à-dire que sa traction s'opère indistinctement de l'un ou de l'autre côté de sa longueur, dans le but de toujours conserver dans une montée ou une descente, la tête du blessé plus haut que le reste du corps. Cette traction peut avoir lieu aussi bien par hommes, à l'aide d'épaulières lanières, que par cheval, bœuf, âne ou mulet, par unité ou par paire.

Le cadre de sommiers contient trois brancards qui s'en détachent pour le placement ou le retrait, commode et facile des blessés, de l'appareil.

On se sert, comme traîneau, de la voiture-ambulance, toutes les fois que le transport des blessés doit s'effectuer dans la neige épaisse, dans des terrains ou routes défoncées, des terres labourées ou des prairies marécageuses. Dans ces cas, les roues reposent sur les traverses des socles du traîneau, elles s'y adaptent et fonctionnent dans tous les autres.

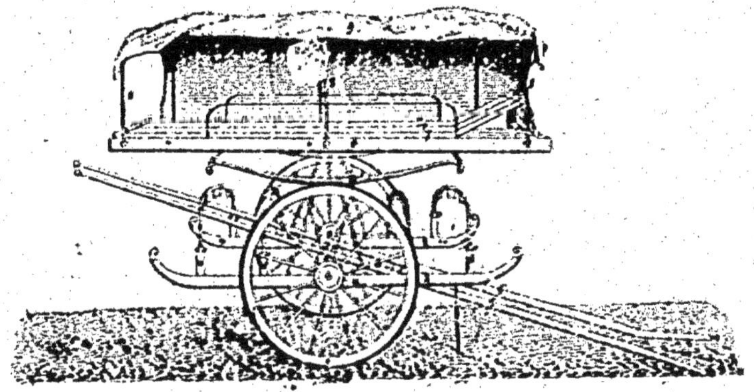

Fig. 11. — Traîneau-ambulance Delestre.

Ce brancard comporte dix-neuf pièces, savoir :

1. Deux roues ;

2. Deux socles de traîneaux, surmontées chacun d'un échantignolle en fer, pour supporter leur ressort droit de côté ; (c'est la pièce la plus lourde de l'appareil : elle pèse 30 kilos).

3. Un essieu s'adaptant aux socles par clavettes ;

4. Quatre traverses de socles en fer, s'adaptant par gouges carrées également fermées par clavettes ;

5. Deux limons n'en formant qu'un seul, si la traction a lieu par paire d'animaux ;

6. Un cadre de brancard auquel sont adaptés et fixés les deux ressorts transversaux, lesquels s'adaptent par crochets, avec deux ressorts droits de côté ;

7. Trois brancards à rembourrage concave, à manches se poussant et se retirant, selon le cas, et reposant ou non sur leur cadre ;

8. Trois tringles transversales surmontant le cadre de brancards, pour supporter la bâche de recouvrement de l'appareil ;

9. Une bâche retombant jusqu'au cadre de brancard où on peut la fixer au moyen des œillères de la bâche et des boutons à vis du cadre.

L'ensemble des pièces de l'appareil est du poids total de 300 kilos et peut, étant démonté, se transporter par six hommes, portant chacun 50 kil.

L'appareil à trois blessés, dit la notice, a plus particulièrement son emploi, dans les grandes usines, dans les mines, dans les grands hôpitaux, ainsi qu'au transport des blessés militaires.

L'appareil à deux blessés, du poids de 100 kil. moindre que celui à trois blessés, a son emploi près des mairies, des gares de chemins de fer, usines, hôpitaux, de dépôts de pompe à incendie, lors des grandes fêtes publiques, etc...

Un brancard à roues, nouveau système, fut construit par M. Raoul Mathieu (1), en 1876 sur les indications fournies par le Directeur des Secours Publics.

Cet appareil (fig. 15) se compose d'un brancard à bras mobile, se posant dans un cadre à roues et suspendu par des ressorts afin d'éviter les cahots et les heurts. Il a 2 mètres de long sur 0,80 de large et 1 m. de hauteur. D'un maniement commode, toujours monté, il est par conséquent prêt à être employé immédiatement.

Il roule avec facilité ; le malade qui est transporté est *bien couché*, dans une bonne position et très suffisamment protégé par la tente qui recouvre le brancard. Il n'y a aucun risque de chute.

Le brancard, proprement dit, se démonte facilement et est ensuite très rapidement réajusté.

Son prix est de 500 francs.

---

(1) Fabricant d'instruments de chirurgie,

Le brancard a été perfectionné depuis. L'Administration en possède actuellement trois.

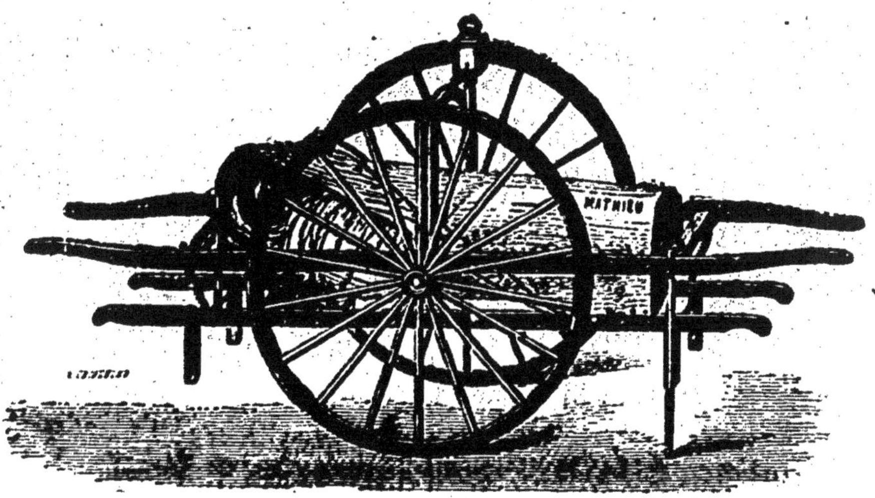

Fig. 15. — Brancard à roues, système Mathieu.

Le service des Secours Publics, appréciant de plus en plus l'usage des brancards roulants, accepta, en 1877, un brancard construit par MM. Jean et Breteau (1).

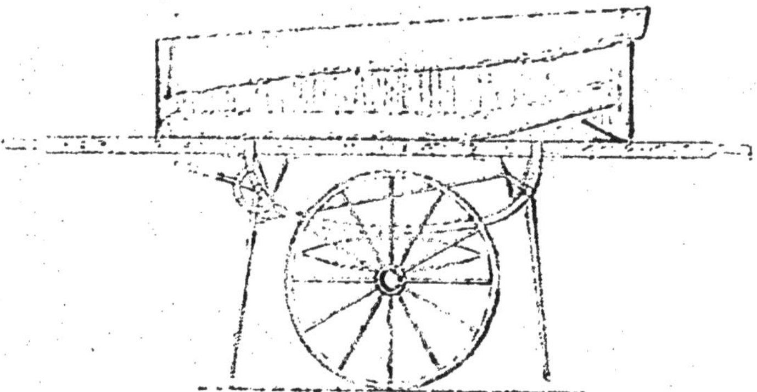

Fig. 16. — Brancard à roues, système Jean et Breteau.

Ce brancard (fig. 16) est composé de deux parties : le train et le brancard. Le train est formé de deux arceaux en fer

(1) Constructeurs de voitures.

dont chaque extrémité est terminée par une fourche destinée à recevoir un brancard ; ces arceaux reposent sur deux ressorts à pincettes montés sur un essieu ordinaire sur lequel s'adaptent deux roues ; à ces deux arceaux sont fixées deux chambrières mobiles, destinées, lorsqu'elles sont abaissées, à tenir le brancard dans la position horizontale pendant le repos.

Le brancard, proprement dit, est formé de deux longerons en bois de frêne reliés entre eux par deux traverses et d'un fond de sangles recouvertes d'un fort treillis gris ; un matelas est placé sur ce brancard. La toile, en coutil rayé, destinée à recouvrir le malade, est maintenue à une certaine hauteur par quatre supports fixés au brancard.

C'est au moyen des poignées de ce brancard qu'on dirige l'appareil pendant la marche. A l'arrivée à destination, on enlève le brancard de dessus son train et on transporte le malade à bras comme avec un brancard ordinaire.

Les dimensions de l'appareil sont : longueur (d'une poignée à l'autre), 2 m. 58 ; longueur du matelas, 1 m. 86 ; largeur d'un montant à l'autre, 0.70 ; largeur prise au centre des deux roues, 1 m. 10 ; élévation au-dessus du sol (à la partie supérieure de la fourche), 0.90 ; distance, entre les deux fourches, 1 m. 16. Les roues sont en bois et fer.

L'administration possède, actuellement, quatre brancards de ce genre, du prix de 400 francs chacun.

En 1883, M. Zoude, constructeur de voitures à Bruxelles, mit gracieusement à la disposition de l'Administration municipale un brancard à roues de son invention. Une Commission (1), prise dans le sein du Conseil de salubrité, fut d'avis que ce brancard pourrait être utilement employé par le service des Secours Publics. Trois brancards de ce genre furent acquis (2).

Bien que sa construction soit presque tout en fer, il est léger et élégant. Ses dimensions sont : 1 mètre de hauteur ; 1 m. 12 de largeur et 2 m. 35 de longueur.

---

(1) Cette commission, chargée d'examiner tous les modèles de brancards ou de voitures de transport de malades qui sont proposés à la Préfecture de police, était alors composée de MM. Bourneville, le Baron Larey, Léon Colin, U. Trélat, Bezançon, Desain, et Aug. Voisin.

(2) Voir fig. 23, page 15

La partie formant lit, d'une largeur de 0.70, est une forte toile rattachée par des cordes à deux bâtons de brancard placés sur des griffes soudées à deux bandes de fer qui sont supportées, au centre, par deux ressorts très doux de voiture. Ces ressorts reposent sur l'essieu qui est coudé et permet ainsi de placer, sous le brancard, une boîte de secours. Les poignées du brancard servent à faire manœuvrer tout l'appareil.

Le prix du brancard est de 500 francs, rendu à Paris.

En 1881, deux brancards roulants de systèmes différents sont soumis à l'examen du Conseil de salubrité qui se prononça pour leur adoption.

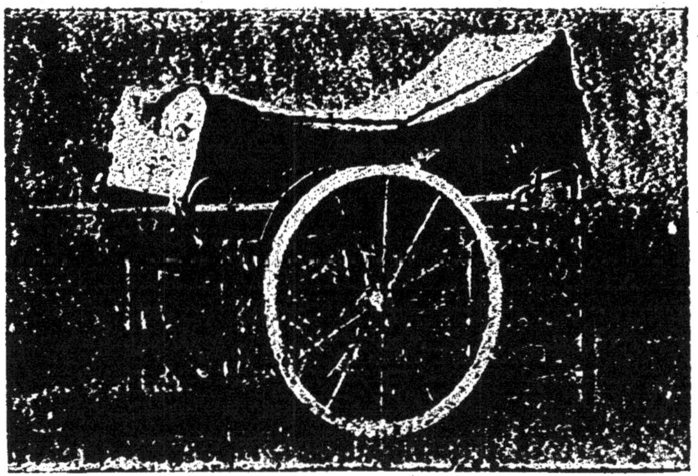

FIG. 17. — Brancard à roues, système Lefebvre.

Le premier (fig. 17), système Lefebvre (1), déjà en usage à Panama pour le transport des ouvriers blessés ou malades de la fièvre jaune, se compose d'un brancard d'hôpital à pied et à bras ; d'un cadre en bois de hêtre suspendu sur un train à deux roues par l'intermédiaire de deux longs ressorts à boudin en acier et de deux coulisseaux en fer forgé, vissés sur deux échantignolles reliées au cadre par des boulons et des écrous à oreilles. Les ressorts à boudins sont fixés d'une part à l'extrémité du cadre et d'autre part sont accrochés à l'essieu.

(1) Constructeur de voitures.

Les coulisseaux embrassent l'essieu et se meuvent conformément à sa direction.

Quatre ressorts en acier sont fixés aux angles du cadre : ils sont reliés deux à deux par des tringles courbes en fer sur lesquelles on dépose le brancard qui se trouve ainsi doublement suspendu.

Les roues sont en fer et elles n'ont par conséquent jamais besoin d'être châtrées ; ce système de roues présente encore l'avantage d'éviter la dilatation et le resserrement alternatifs du bois, causes inévitables d'entretiens de toutes sortes.

Le brancard est pourvu d'un abri en toile chinée imperméable. La tête du brancard est disposée du côté opposé aux ressorts à boudins. Des servantes en fer que l'on peut relever en marche, permettent de fixer l'appareil lorsqu'il s'agit d'y déposer le malade.

Le démontage et le remontage des roues sont très faciles : aussi l'appareil peut être démonté lorsque les portes d'un poste de police ne se prêtent pas au passage direct du véhicule. L'appareil est bien en main et sa manœuvre est très facile par un seul homme par suite de l'adjonction, à la tête du brancard, de poignées réunies par une traverse en bois. Une sangle en tissu permet d'attacher le malade à la hauteur de la poitrine.

Le malade transporté ne peut y éprouver que des secousses absolument insignifiantes ; ce résultat est dû à la grande longueur des ressorts à boudins, à la précision du profil des coulisseaux et au système de double suspension.

Le prix de l'appareil complet est de 300 francs.

L'administration possède un brancard de ce genre. Dimensions : longueur du cadre, 2 m. 58 ; largeur, 1 m. 15 ; diamètre des roues, 0,91 ; poids total : 72 kilos 500.

Le deuxième brancard (fig. 18), proposé en 1884, était construit par M. Dutheil (1).

Cet appareil, qui se distingue complètement des autres genres de brancards roulants, se compose de deux parties distinctes : l'une est une litière en osier, munie de poignées pour en faciliter le transport, avec adjonction de deux brancards en fer servant à diriger l'appareil employé

(1) Constructeur de voitures d'enfants, M. Petitjean, successeur.

comme voiture ; l'autre partie est un train de roues fixées sur un châssis en bois de 1 m. 55 dont la fonction consiste à transporter la litière. L'appareil a la forme d'une chaise longue ; il est peu élevé au-dessus du sol (0.40).

Le poids total est de 58 kilos : le panier pèse 28 kil. et le train 30 kilos. La longueur totale est de 2 mètres : longueur du panier : 1 m. 95 ; largeur du train : 0.76 ; largeur du châssis : 0.43 × 0.50. Les roues d'arrière ont un diamètre de 0.55 et celles de devant, 0.25.

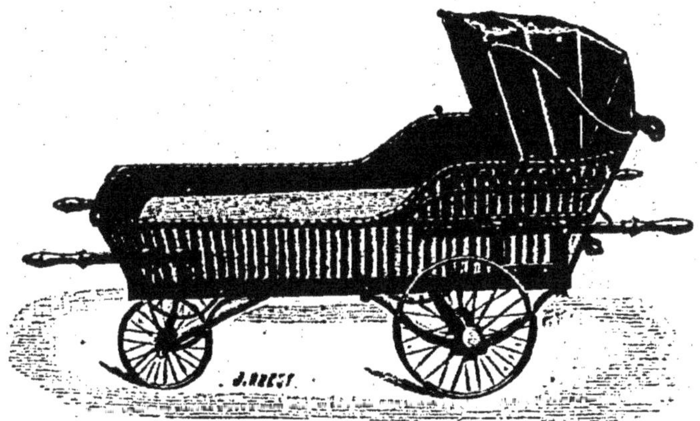

FIG. 18. — Brancard à roues, système Dutheil.

Les ressorts sont suffisamment doux et, de plus, les cercles des roues, qui, elles-mêmes, sont tout en fer et en acier, ont été garnis de caoutchouc : aussi, on ne sent aucune secousse lorsqu'on se trouve sur le pavé.

Le panier peut être enlevé facilement du train et replacé avec la même facilité. Il est capitonné en moleskine à l'intérieur et contient un matelas et un coussin mobiles recouverts également de moleskine, ce qui permet la désinfection et le lavage.

Une capote reversible est établie à la tête de la voiture et une bâche la recouvre entièrement.

M. Dutheil, qui déjà avait fait don à l'Assistance publique de Paris, d'un de ses appareils, a fixé à 200 francs le prix de chaque voiture-litière qui serait achetée par l'Administration. Trois de ces appareils font aujourd'hui partie du matériel de secours.

M. Hides, chirurgien anglais, est l'inventeur d'une civière roulante (fig. 19, 20, 21), à laquelle il ajoute les qualificatifs suivants : *moulée et perfectionnée*. Il fit présenter, en 1886, cet appareil à la Commission des Secours Publics.

Le prospectus qui accompagnait la demande d'examen donnait les renseignements suivants :

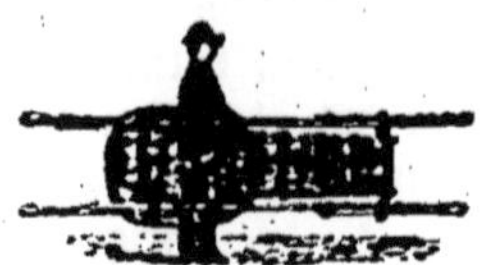

Fig. 19.

« Cette civière, de la grandeur et de la forme du corps humain, qui s'y place très facilement, convient à tout accident. Sa construction, d'une forme toute nouvelle, permet de transporter le malade dans un repos, une immobilité parfaite, et, par conséquent, sans froissement des parties blessées. Pour les grandes administrations, chemins de fer, hôpitaux, postes de police, mines, fabriques et autres, cette civière est inestimable. Elle est indispensable aussi pour le transport, en voyage, des malades des deux sexes.

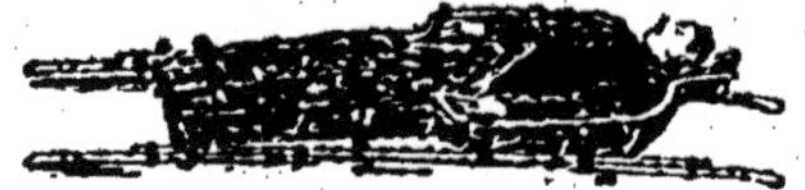

Fig. 20.

« Elle est construite en bambous et peut être facilement nettoyée avec un peu d'eau et une brosse.

« L'avantage surtout est que l'essieu se trouve en contre-bas, de façon que le malade sur la civière peut être *glissé* dans la partie roulante. Son poids est de 13 kilos.

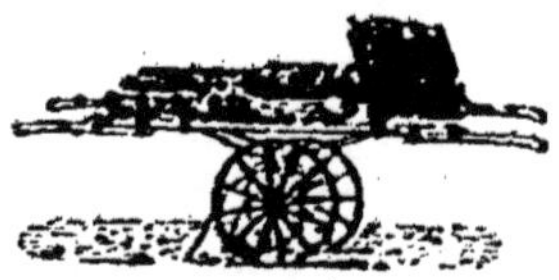

Fig. 21. — Brancard à roues, système Hides.

« M. Hides, chirurgien bien connu, qui a acquis beaucoup d'expérience dans le traitement des blessés, a étudié la question au point de vue scientifique et pratique ; il a donc pu inventer quelque chose de beaucoup mieux que tout ce qui a été fait jusqu'à présent....... »

Cet appareil se compose d'une civière et d'un train à deux roues.

1° La civière est en rotin à claire-voie. Les bouts de rotin sont placés en long et sont parallèles. A la partie antérieure il existe un petit coussin pour la tête ; à la partie postérieure la civière présente deux dépressions-gouttières pour les membres inférieurs.

La civière est pourvue de deux bras dont les extrémités peuvent s'allonger ou rentrer à volonté. Elle pèse 13 kilos et 45 kilos avec son train. Elle est couverte d'une tente en toile.

2° Le train à deux roues ou châssis sur lequel la civière peut être posée est tout en fer ; ses roues ressemblent à des roues de vélocipède. Il a 0.95 centimètres comme largeur maximum d'un moyeu à l'autre. Sa hauteur est de 0.92 centimètres.

La pose de la civière sur le châssis est facilitée, ainsi que son enlèvement, par la possibilité de passer entre les roues.

Le prix de ce brancard complet est de 250 francs.

Cet appareil présente l'avantage d'être léger et non encombrant ; mais la civière étant à jour, elle doit être par conséquent très froide dans la saison rude et par les mauvais temps.

Le Conseil municipal de Paris vota, dans sa séance du 5 avril 1886, sur la proposition de son président, M. Richard, un crédit de 600 fr. pour l'acquisition d'un brancard à deux roues (fig. 22), construit par l'Association corporative des ouvriers en voitures réunis, pour être mis à la disposition de l'Administration.

Ce brancard a les dimensions suivantes : longueur 2,70 ; hauteur (lanterne comprise) : 1 m. 75 ; largeur : 1,38. Il se divise en deux parties distinctes : le chariot et le brancard à bras. Le chariot est en bois ; deux roues, bois et fer, y sont adaptées. Huit montants — quatre de chaque côté du chariot servent à maintenir la banne destinée à couvrir le malade ; quatre de ces montants — les deux de tête et les deux placés aux pieds — supportent, en même temps, au moyen de quatre courroies en cuir, le brancard, de telle sorte que, ainsi suspendu au-dessus du chariot, le malade n'a pas à souffrir des trépidations de la voiture sur les pavés. Le chariot a deux bras d'une longueur d'un mètre, auquel s'attelle, à une de ses extrémités, un homme pour le traîner.

Quant au brancard, proprement dit, il se compose d'une caisse en bois, avec quatre poignées dans laquelle se trouve un matelas recouvert de toile cirée. Quatre pieds en fer, avec roulettes, permettent de le faire glisser sur le chariot pour le mettre en place. Une lanterne est placée au-dessus de la voiture.

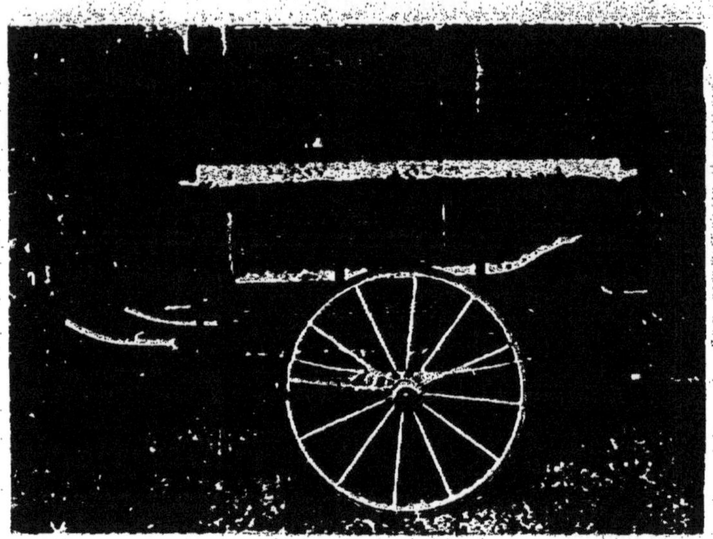

Fig. 22. — Brancard de l'Association corporative des Ouvriers en voitures réunis.

Cette même association ouvrière fut chargée, en 1891, par le Conseil municipal, de construire dix brancards à roues suivant un modèle déjà en usage à Bruxelles.

Ce brancard (fig. 23) a beaucoup d'analogie avec le brancard Zoude (de Belgique), précédemment décrit (1). Des modifications assez importantes y ont, toutefois, été apportées.

Cet appareil est muni de roues de vélocipèdes en fer et entourées d'un tube en caoutchouc : d'où légèreté et minimum de secousse. Sa longueur, qui pourrait être réduite sans difficulté de 20 centimètres, est de 2,46 ; la largeur a 0,90, ce qui lui permet d'entrer dans un grand nombre de postes de police. Afin d'éviter l'encombrement du poste, on détache le brancard du chariot et on le suspend à l'aide de deux forts

(1) Voir brancard Zoude, page 108.

clous à crochets, contre l'un des murs du poste. Le chariot a une longueur de 1 m. 20.

Deux chambrières permettent d'immobiliser l'appareil.

Leur prix est de 400 fr. chacun.

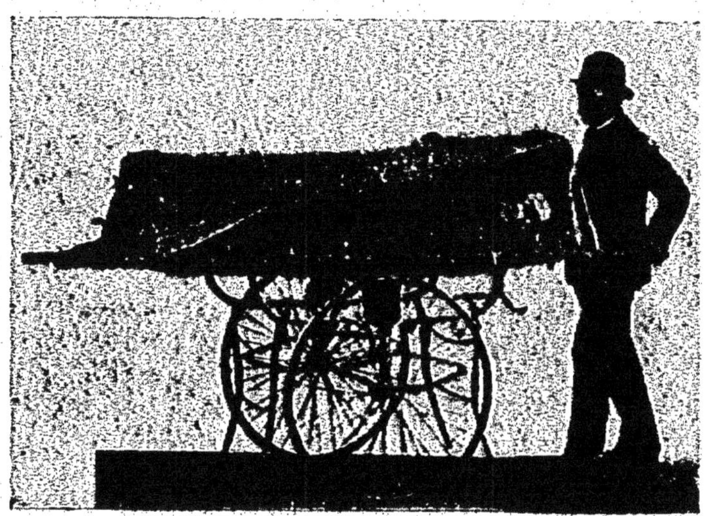

Fig. 23. — Brancard de l'Association corporative des Ouvriers en voitures réunis.

Au mois de novembre 1890, M. Gril, de Poitiers, s'adressait à la Municipalité parisienne demandant à lui soumettre, pour le service des secours publics de la ville de Paris, un brancard à roues de son invention (fig. 24) ayant figuré à l'Exposition Universelle de 1889 et déjà adopté, disait-il, par le Ministère de la Guerre, la Société des Secours aux Blessés militaires de la Croix-Rouge, et par plusieurs municipalités de province.

Soumis à l'examen d'une Commission du Conseil de salubrité, celle-ci déclara que cet appareil devait être considéré comme un excellent type de voiture de secours urbains. En présence de cet avis et en raison surtout de la modicité du prix (300 fr.), l'Administration crut devoir faire l'acquisition de deux voitures de ce genre.

Voici, tels que les a fournis l'inventeur lui-même dans une brochure remise aux membres de la Commission, les renseignements sur la composition et le fonctionnement de son appareil :

« La petite voiture d'ambulance, du poids brut de 90 kilogrammes et du poids de traction de 3 kilogrammes, se compose : D'un cadre en bois, dont les deux branches principales sont reliées par des traverses coudées en fer. Ces branches principales sont munies, dans toute leur longueur, d'une rainure en coulisse dans laquelle glisse, au moyen de galets en caoutchouc durci, un petit chariot. Ce chariot, composé de deux tringles en acier, reliées entre elles, reçoit dans leur intervalle les deux pieds de devant du brancard et permet à un homme de faire parcourir, sans effort, à ce brancard chargé d'un blessé, toute la course que donnent les glissières.

« En avant et en arrière de la voiture, un coffre en bois est destiné à recevoir les médicaments et autres objets de secours. Le coffre d'arrière sert de support aux pieds de derrière du brancard et le maintient dans une position horizontale et fixe, lorsque celui-ci a été poussé jusqu'au bout de la course du chariot.

« Chacune des traverses extrêmes reliant les deux branches principales se termine par deux crosses verticales. Le bout de ces crosses forme un anneau ovale. Dans cet anneau joue une menotte en fer, à laquelle est fixée une passe en cuir, destinée à recevoir une des poignées du brancard. Grâce à cette double articulation on obtient une suspension amortissant toute secousse.

« Cette disposition permet de faire la manœuvre du chargement du blessé en deux temps, pour ainsi dire indépendants l'un de l'autre : 1° Les pieds d'avant du brancard sont placés dans le petit chariot, poussés jusqu'à l'extrémité du cadre. Les pieds de derrière du brancard viennent s'appuyer sur le plateau du coffre d'arrière. 2° On place successivement dans chacune des passes de cuir les bras du brancard correspondants. Le brancard se trouve suspendu. Ce second temps se fait sans hâte, toute la charge étant supportée normalement par la voiture. A la rigueur un seul homme pourrait opérer le second temps.

« Les deux branches principales sont montées sur deux ressorts à rouleaux à quatre feuilles, mesurant 1 m. 22 de longueur. L'essieu à graisse est coudé, ce qui permet d'avoir des roues d'un grand diamètre (1 m. 23), rendant la traction plus légère ; d'abaisser le centre de gravité pour assurer les conditions de stabilité nécessaires ; enfin de placer la glissière et son chariot à 0 m. 78 d'élévation au-dessus du sol, hauteur la plus convenable pour les différentes manœuvres du brancard.

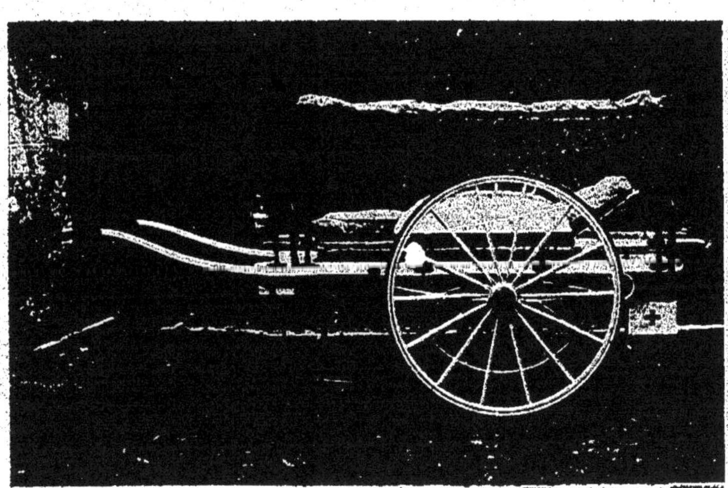

Fig. 21. — Brancard sur roues, système Gril.

« Sous le coffre d'arrière se trouve une chambrière double à pivot. Ses deux arrêtoirs formant équerre sont maintenus immobiles par un tourniquet et la fixent ainsi, soit dans la position horizontale, soit dans la position verticale. Sous le coffre de devant la chambrière unique est fixe ; elle porte une coulisse qui permet de l'allonger ou de la raccourcir à volonté. Grâce à ce système on immobilise absolument la voiture, sans caler les roues, quelle que soit la disposition du terrain.

« Deux traverses mobiles fixées sur les branches principales servent d'accotoir au blessé.

« Les brancards à bras de la voiture, qui peuvent recevoir à leur extrémité une barre transversale pour conduire à deux ou trois hommes de front, sont fixés au cadre par une articulation à pivot et reliés entre eux par un ressort qui, en supprimant la solidarité avec le corps de la voiture elle-même, amortit d'autant les secousses données par la traction.

« Avec le même mode d'articulation, la voiture reçoit deux brancards destinés à un cheval.

« Une tente mobile, dont les quatre supports s'adaptent aux petites douilles fixées sur les branches principales, vient protéger le blessé ; l'armature se compose de 4 montants articulés et maintenus transversalement deux à deux par un tourniquet fixé à une traverse longitudinale formant l'axe supérieur de la voûte. Cette traverse porte de chaque côté une série de boucles et de contre-sanglons qui permettent d'appliquer contre elle les rideaux roulés.

« Une lanterne à main est fixée sur le côté gauche de la voiture.

« La voiture peut recevoir tous les modèles de brancards et spécialement celui adopté par la Société Française de secours aux blessés militaires. Le brancard fait pour la voiture se compose d'un cadre de deux branches en bois de 2 m. 33 de longueur reliées par deux traverses en fer formant pieds. Sur ce cadre est tendue une toile imperméable ; la partie où repose la tête est en fer et à charnières doubles, ce qui permet d'élever ou rabattre entièrement cette partie. Le brancard porte quatre petites douilles pouvant recevoir directement la tente mobile décrite ci-dessus.

« Un système de sangles, dont les extrémités forment poignées, peut recevoir un matelas auquel il est attaché par des pattes en cuir ; ce matelas à poignées séparé du brancard permet de transporter le malade jusqu'à son lit.

« En conclusion : la voiture est légère, très maniable en

toute circonstance par un seul homme d'une force ordinaire ; elle n'est pas versante et peut traverser des terrains même assez accidentés sans perdre l'équilibre et sans dommage pour le blessé ; le mode de suspension de brancard et le mode d'attache des brancards à bras suppriment toute secousse brusque, amortissent tous les chocs, donnant le balancement doux, mais limité, d'un hamac ; le trépied formé par les chambrières donne un point d'appui absolument stable, permettant toutes les manœuvres sur la voiture comme sur un plan fixe ; le chargement et le déchargement sont des plus simples, pouvant être faits sans aucun inconvénient par des personnes même non exercées ; la voiture porte avec elle les objets nécessaires aux premiers soins ; la faculté (en adaptant des brancards spéciaux) d'atteler un cheval permet un transport d'une longueur indéterminée, etc.... »

M. Gril a soumis, en 1891, à la 5e Commission du Conseil municipal de Paris, une voiture de même forme que la précédente, mais dont le train, au lieu d'être en bois, est tout en fer. L'inventeur a adopté, pour ce nouvel appareil, les roues de vélocipèdes entourées de caoutchouc, ce qui augmente sa légèreté. La largeur du train a été, par ce fait, réduite à 1 m. 04. Aucune modification ne paraît avoir été apportée au brancard proprement dit.

Le Conseil municipal fit l'acquisition en 1891, pour le service des Secours Publics d'un nouveau genre de brancard qui lui avait été présenté par l'inventeur, le Dr Barnay (fig. 25 et 26).

Cet appareil, qui est une transformation très simplifiée du lit-brancard du Dr Bonnefoy (1), se compose de deux parties principales : le brancard et le chariot, dont nous trouvons la description dans le « *Journal de médecine illustré* » (38e année, n° 13).

« Le brancard-lit a une longueur de 2.30, y compris les poignées et une largeur de 0.60. Il est articulé en trois points de façon à permettre de le plier sur lui-même à angles variés et jusqu'à angle droit ; d'où ce double avantage de pouvoir maintenir le malade dans la situation la plus favo-

---

(1) Lit-brancard du Dr Bonnefoy, devenu par suite de transformations que le Dr Barnay a fait subir le « lit chirurgical », appelé à rendre de réels services dans les postes spéciaux de secours aux blessés.

rable à son genre d'affection ou de blessure ; et en second lieu, de pouvoir le transporter à travers les escaliers étroits plus ou moins tortueux de tant de pauvres maisons, escaliers inaccessibles avec brancards à hampes inflexibles.

« Le brancard est garni d'une toile fixée simplement par

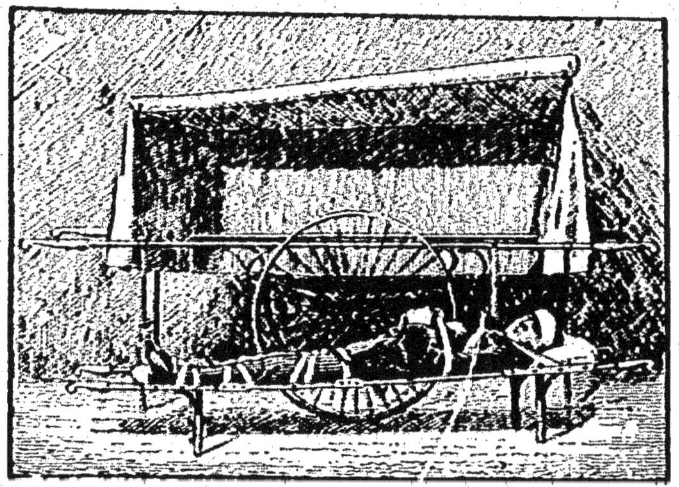

FIG. 25.

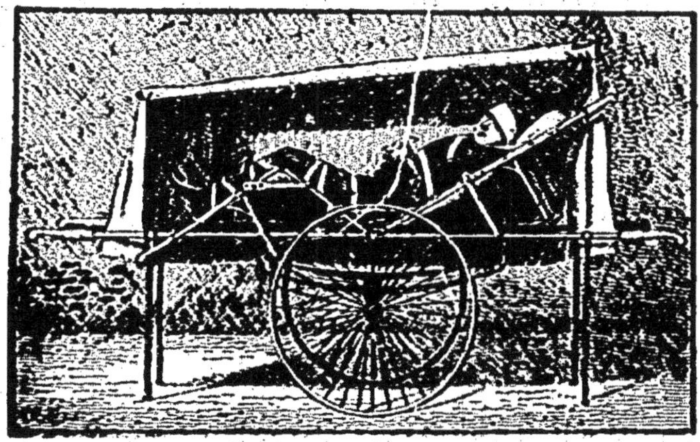

FIG. 26. — Brancard système Barnay.

des œillets, ce qui permet de l'enlever facilement pour un nettoyage ou la rechange. Des bandes sont cousues à cette toile, et servent à immobiliser complètement le blessé ou l'un de ses membres. Un oreiller mobile peut être placé soit sous la tête, soit sous toute autre partie quelconque du corps pour la soutenir.

« 2° Le chariot de l'appareil est sur roues de vélocipèdes en fer à bandage en caoutchouc et sur deux ressorts, dont l'une des extrémités libre permet les flexions les plus considérables et une souplesse très grande. Ce chariot est tout entier en tube de fer creux avec des poignées en bois pour la traction. Il peut recevoir le brancard soit horizontalement, soit fléchi, sous ses différents degrés........ »

La hauteur sur roues de cet appareil est de 0m80. La longueur est de 2m70; sa largeur 0m78 en dehors des roues, ce qui lui permet d'entrer facilement par les portes des postes de police de Paris, dont la plus étroite a 0m79.

Le chariot est muni de pieds pour le maintenir dans la position horizontale. Ces pieds se relèvent et se fixent automatiquement à un crochet pendant la marche. Deux arcades métalliques fixées sur les brancards, et que l'on peut soulever ou abaisser à volonté, servent à supporter la tente qui recouvre l'appareil. »

Le prix du brancard-lit Barnay, qui était de 700 francs, a été réduit depuis à 350 fr., par suite de modifications apportées à cet appareil pour en faciliter la manœuvre, en diminuer le poids, ainsi que le prix de revient. Le mode de suspension du brancard a également été modifié.

La même année (1891), le Conseil municipal faisait l'achat d'un brancard (fig. 27, 28 et 29) présenté par l'Asso-

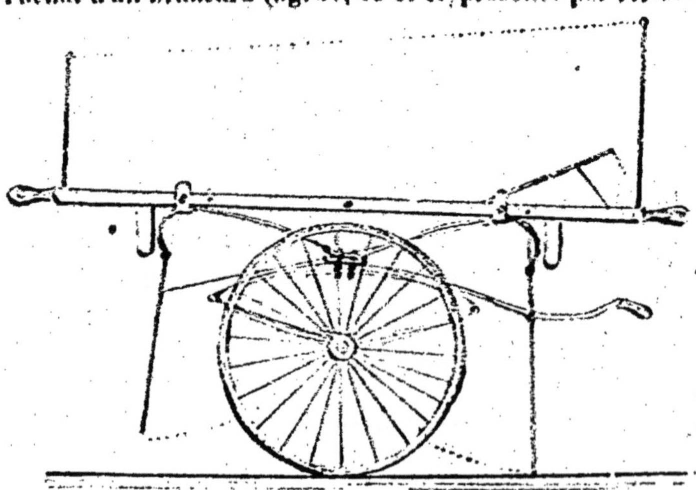

FIG. 27. — Brancard à roues de l'Association corporative et collective des ouvriers en voitures.

ciation corporative et collective des Ouvriers en voitures.

Cet appareil est formé d'un brancard articulé en bois et d'un chariot également en bois. Seules, les roues du chariot, genres de vélocipède, sont en fer et garnies de caoutchouc.

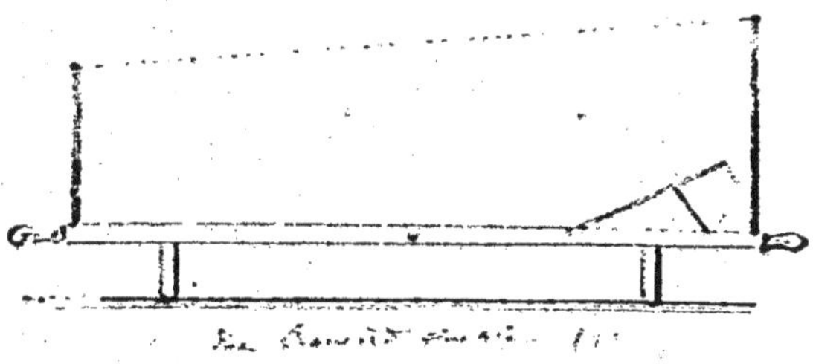

FIG. 28.

Le brancard placé sur son chariot présente une hauteur de 0m98. Les roues ont 0m88 de hauteur. La largeur maxima de l'essieu est de 0m78 ; sa largeur minima peut être réduite à 0m61 par suite d'un mécanisme particulier très simple, ce qui permet de l'entrer facilement dans tous les postes et de ne les pas trop encombrer.

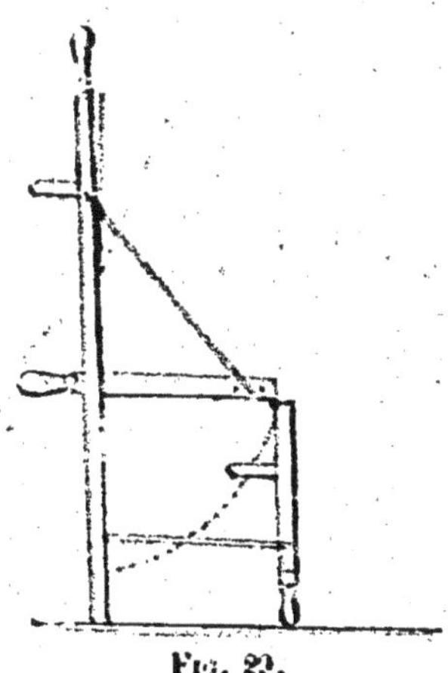

FIG. 29.

La longueur du brancard avec les poignées est de 2m30 et la longueur du chariot, de 1m15.

L'appareil est léger et très facile à traîner ou à pousser sur ses roues. La pose et la dépose du brancard sur lequel est placé le malade se font aisément sur le chariot.

Le brancard peut prendre, au moyen de dispositions particulières, la forme d'un fauteuil; c'est ainsi qu'il est aisé de descendre ou de monter un malade par un escalier à petites courbes, mais ces changements de forme (contrairement à l'appareil précédent) ne peuvent être obtenus pendant que le blessé est sur l'appareil.

Le poids du brancard est de 20 kilos et le poids total de l'appareil, de 52 kilós. Le prix de l'appareil est de 600 francs.

M. G. Delorme appela, en 1892, l'attention de l'Administration sur un appareil de son invention dont il n'adressait que la photographie et destiné à transporter les blessés. Le brancard dont il s'agit fut présenté, plus tard, par M. Herbet, à la commission du Conseil de salubrité.

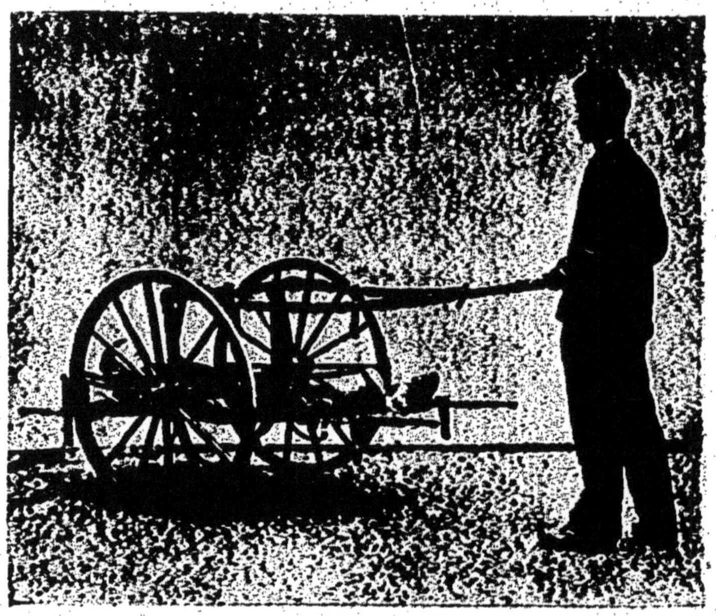

Fig. 30.— Brancard, système Delorme.

La civière (fig. 30 et 31) se replie dans sa longueur comme dans sa largeur, pour trouver sa place sous les brancards de la voiture qui elle-même se replie. De telle sorte que le tout tient peu de place dans une pièce.

Une seule personne peut mettre le blessé sur le brancard étendu à terre, puis accrocher la civière, de chaque bout aux extrémités des deux ressorts placés parallèlement aux brancards. Ensuite, au moyen d'une pesée sur les brancards, la personne peut, sans beaucoup d'efforts, enlever le blessé de terre à une hauteur suffisante et l'emmener.

Le blessé se trouve alors suspendu par les deux ressorts indiqués ci-dessus et par quatre petits ressorts à boudin tenant eux-mêmes quatre crochets par lesquels la civière se trouve suspendue, sans crainte de balancement.

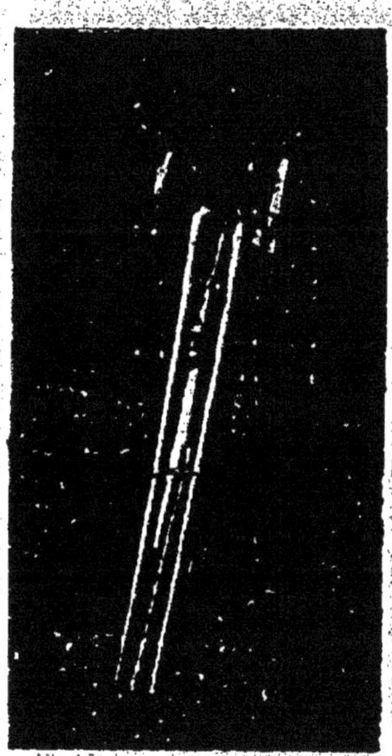

Fig. 31. — Brancard système Delorme.

Cette voiture pèse 70 kil., ce qui indique assez sa légèreté.

L'Administration a dû demander à l'inventeur quelques modifications, qui n'ont, sans doute, pas encore été apportées à cet appareil ; ce qui est à regretter, car son mécanisme paraît ingénieux et même original. C'est à ce point de vue que nous avons cru devoir en parler, bien qu'il ne soit pas encore en usage.

Un nouveau chariot (fig. 32), destiné spécialement pour l'enlèvement et le transport des blessés, a été présenté, en 1893 et 1894, au conseil de salubrité, par M. Lagogué, d'Alençon (Orne).

La longueur de ce véhicule est de 3m60 ; caisse

2m40 et brancard : 1m20. La largeur de caisse est de 0m90 et celle du véhicule, prise en dehors des roues, est de 1m30.

Etant données ces dimensions, il ne paraît guère possible de remiser cette voiture dans les postes de police parisiens ; mais on doit lui reconnaître, toutefois, un grand avantage, celui, en cas de sinistre, de pouvoir transporter, en même temps, deux personnes blessées, qu'elle soit traînée à bras par un ou deux hommes, ou par un cheval.

Voici, fournie par l'inventeur, l'explication de la manœuvre ainsi que la composition de l'appareil :

« La voiture est montée sur deux roues. Elle peut recevoir deux blessés placés chacun sur une civière en toile. L'essieu est intérieurement recourbé à angle droit, de façon à laisser entre les deux roues, à partir du sol jusqu'au sommet de la voiture élevé d'environ deux mètres, un espace vide dans lequel viennent s'accrocher les deux civières superposées.

« Un premier blessé est ramené et placé sur une civière. On amène le chariot de telle sorte que la civière se trouve entre l'écartement des deux roues.

« Une courroie qui s'enroule sur une poulie au moyen d'un engrenage extérieur, permet de hisser la civière jusqu'au haut du chariot où elle est accrochée à quatre crochets. On procède de même pour la seconde civière qu'on accroche au-dessous de la première.

« Un seul homme monte, fixe et descend les blessés.

« Les brancards de tous systèmes peuvent s'adapter à ce chariot.

« En moins de deux minutes, chaque blessé ou malade est enlevé et fixé sans aucune secousse dans la voiture que des rideaux ferment en tous sens, afin de ne pas exposer les blessés aux regards des passants.

« Cette voiture est réduite à sa plus simple expression comme légèreté et solidité. Elle peut servir en temps de paix comme en temps de guerre.

« Pour le déchargement, on procède en sens inverse comme pour le chargement. Grâce à un ingénieux système de ressorts et de suspensions le véhicule peut franchir les chemins les plus raboteux, sans occasionner la moindre secousse à ceux qu'elle transporte.

« Au moyen d'une flèche mobile, le chariot peut s'accrocher derrière un autre véhicule, ce qui permet de le porter vivement sur le lieu du sinistre. »

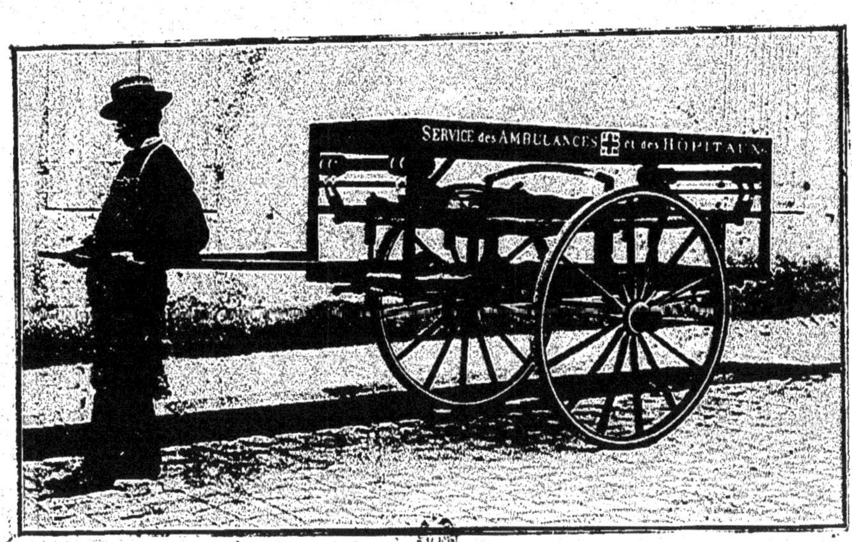

Fig. 32. — Brancard à roues, système Lagogué.

III. Œuvre des ambulances urbaines.

Il n'est pas de Parisien qui n'ait vu fonctionner depuis quelques années déjà, un service spécial de voitures pour le transport des blessés de la voie publique (1), munies d'un drapeau blanc avec croix rouge au centre. Sur les côtés de la voiture se trouve ces mots : « *Ambulances urbaines.* »

Ce service de secours a été organisé par une société privée. Nous verrons, plus loin, la part prise, lors de l'institution de cette œuvre, par les différentes Autorités administratives.

Disons, tout d'abord, qu'en 1880, M. le Dr Nachtel (2) fut appelé à lire devant les membres de l'Académie de médecine de Paris, une note sur les *Ambulances urbaines*, dont le système fonctionnait régulièrement depuis plus de vingt ans, à New-York, et qu'il avait le plus ferme désir de voir organiser à Paris (3).

A New-York, ces ambulances existent dans tous les hôpitaux de la ville. En voici le fonctionnement : Deux médecins logés dans l'hôpital sont spécialement chargés de ce service.

Les accidents sont signalés à l'hôpital, au moyen du télégraphe, de deux façons différentes.

1° Dans le cas où on ne constate pas une urgence extrême, c'est-à-dire lorsque le malade ou le blessé ramassé sur la voie publique a pu être transporté au poste le plus voisin, l'officier de police avise l'hôpital de faire partir l'ambulance et d'envoyer chercher l'individu dans ce poste.

2° Si le malade ou le blessé ne paraît pas transportable au poste de police, s'il n'y a pas un instant à perdre, on

---

(1) On sait que des voitures spéciales sont construites pour le transport des blessés, en temps de guerre. Déjà, en 1870, la Société des secours aux blessés et celle des ambulances de la Presse réunies firent construire par M. Binder, six voitures pour leur usage. (Voir le modèle dans l'ouvrage de M. le Dr Demarquay : « Les ambulances de la Presse pendant le siége ».)

(2) Docteur-médecin de la Faculté de Paris. Originaire de la Pologne, mais habitant New-York où il exerça et où il se fit naturaliser citoyen américain. A été aide-chirurgien aux ambulances françaises (1870-1871).

(3) *Les Ambulances Urbaines.* (*Annales d'hygiène* 1884, tome XII, p. 368.)

évite l'intermédiaire de ce poste et l'alarme est donnée directement à l'hôpital par un appareil télégraphique particulier disposé sur la voie publique dans une boite adaptée à un poteau télégraphique de couleur rouge disposé sur le trottoir à l'instar des candélabres à gaz. La clef de cette boite est déposée dans le magasin le plus proche dont l'indication est d'ailleurs inscrite sur le poteau télégraphique. Tout individu peut aller prendre cette clef afin de donner l'alarme. L'avis est reçu à l'hôpital sur un appareil *ad hoc*.

Au reçu du signal, les ordres sont transmis aux écuries où tout est constamment préparé pour le départ; un médecin monte en voiture, et l'ambulance sort de l'hôpital quelques minutes après l'alarme reçue. M. Nachtel dit 43 secondes. Deux médecins sont toujours de service, et si l'un est sorti, l'autre se tient prêt à partir.

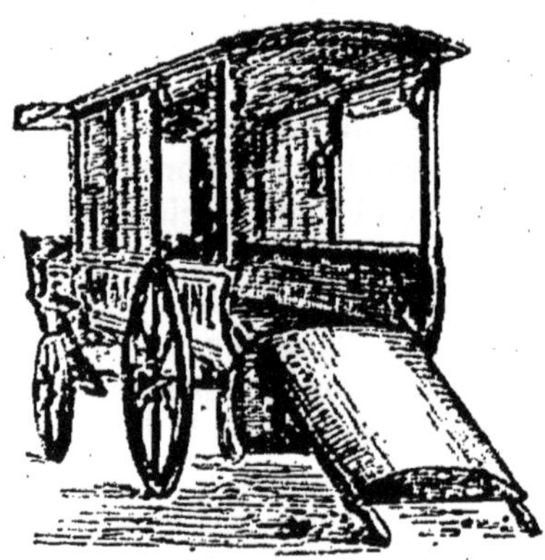

Fig. 33. — Voiture-ambulance Urbaine à New-York.

Les voitures de l'ambulance attelées chacune d'un seul cheval se rapprochent par leur forme des voitures dites tapissières (fig. 33 et 34); elles sont ouvertes sur tous les côtés et garnies de rideaux. A l'intérieur se trouve un brancard mobile sur des rails au moyen de roulettes et garni de couvertures, d'un matelas et d'un oreiller. Dans une caisse placée à l'avant sont les instruments, les médicaments, etc.

Le médecin est assis à l'arrière de la voiture. Pendant le trajet, le cocher fait marcher avec son pied une sonnerie qui donne aux autres voitures le signal de s'écarter pour lui livrer passage, conformément à une loi spéciale.

Transporté à l'hôpital, l'individu est placé dans une

salle spéciale destinée aux malades ou aux blessés ramassés sur la voie publique.

Pendant une période de cinq années le nombre des secours a été de 12.250.

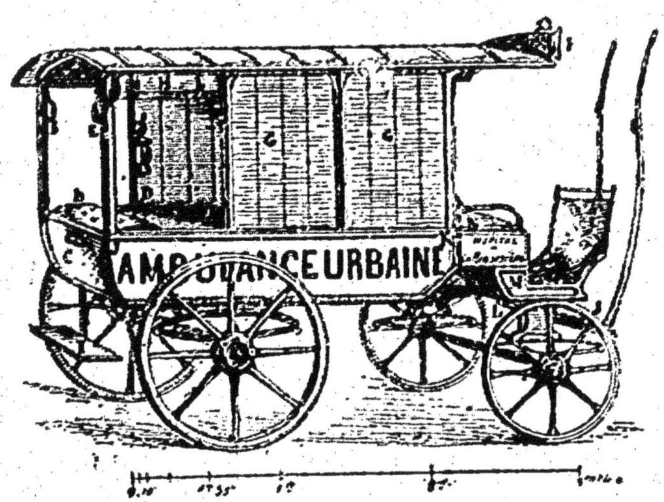

Fig. 31. — Voiture-ambulance de New-York. (Extrait des *Annales d'hyg.*, 1881, T. II, p. 372.)

Voici maintenant l'état des dépenses des ambulances de l'hôpital Bellevue :

Cinq ambulances ayant coûté. . . . . Fr.	18.750
3 chevaux (achat)	3.750
3 cochers (par an)	15.000
Harnais (par an)	15.000
Nourriture des deux chirurgiens d'ambulance (par an)	15.000
1 garçon d'écurie	12.500
1 employé télégraphiste	6.250
3 chevaux (nourriture)	7.500
Réparations des voitures	7.500
Ferrage des chevaux	4.500
Frais d'achats de médicaments, etc	2.500
Total pour les cinq années. . Fr.	158.250

M. Nachtel fait observer, à propos de ce chiffre, qu'en en retranchant le prix de revient des cinq ambulances et le prix d'achat des chevaux, chaque ambulance coûte par an de frais d'entretien 9,030 francs.

La note de M. Nachtel, accueillie avec un intérêt marqué par l'Académie de médecine, fut renvoyée par la savante compagnie à l'examen d'une commission composée de MM. Larrey, Vulpian, Legouest et Chéreau, rapporteur. Nous regrettons de ne pouvoir donner que la conclusion du rapport déposé en 1881, par M. Chéreau :

« Votre commission, messieurs, n'a pas cru devoir s'occuper du côté pratique, en tant qu'il s'agirait d'appliquer à la ville de Paris le système qui fonctionne dans plusieurs villes de l'Amérique du Nord. Elle a pensé que son rôle devait se borner à vous faire connaître ce système, et à mettre en comparaison les mesures que l'habitude a consacrées dans la capitale de la France, dans ce centre incomparable de la civilisation moderne, et qui sont, certainement, frappées d'insuffisance.

« Nous pouvons dire, cependant, que M. le docteur Nachtel, qui connaît bien nos établissements nosocomiaux et qui a acquis une grande expérience relativement au fonctionnement des *ambulances urbaines*, pense que huit hôpitaux de Paris devraient être fournis, chacun, de deux services de ce genre ; savoir les hôpitaux Hôtel-Dieu, Charité, Necker, Pitié, Saint-Louis, Lariboisière, Beaujon et Saint-Martin. Soit, en tout, seize ambulances, qui coûteraient d'entretien environ 50.000 francs. . . . .

« Nous pouvons ajouter que M. le directeur de l'Assistance publique, qui a pris connaissance du fonctionnement de l'ambulance urbaine de New-York, a paru s'y intéresser vivement et que le projet de son installation à Paris trouverait en lui aide et protection. On est porté aussi à croire que M. le Préfet de police, favorable déjà à l'idée, se rallierait aisément à l'exécution. . . . .

« M. Nachtel, après avoir transporté dans sa patrie adoptive un service parisien (1), que l'expérience a démontré être une excellente innovation, serait heureux de transporter à Paris les *ambulances urbaines* de New-York, dont on n'a eu qu'à se louer.

« En conséquence, messieurs, nous proposons à l'Académie :

1° De voter à M. le docteur Henri Nachtel des remercie-

(1) Le service médical de nuit, organisé à Paris, par la Préfecture de police.

ments pour son intéressante communication, dont le but lui paraît digne d'encouragements ;

2° De renvoyer son travail et le rapport dont il a été l'objet à M. le Ministre de l'Intérieur. »

Les conclusions de ce rapport, mises aux voix, furent adoptées.

Le 2 juin 1881, le Ministre de l'Intérieur transmit au Préfet de police, en les signalant tout particulièrement à son intérêt, les divers documents que l'Académie de médecine lui avait fait parvenir.

Le Préfet de police, que cette question intéressait au plus haut point, s'en était déjà occupé, puisque, dans la séance du 8 avril de la même année, un rapport sur l'organisation du service des secours publics à New-York et les améliorations qui pourraient être apportées dans le service des secours publics à Paris, avait été présenté au Conseil de salubrité par M. le Dr Auguste Voisin ; mais les conclusions de ce rapport (1) furent combattues par MM. Dujardin-Beaumetz, Trélat et Bouchardat. Le contre-projet suivant fut alors adopté par le Conseil :

« 1° Adresser des remerciements à M. le Dr Nachtel ;

« 2° Prier M. le Préfet de police de vouloir bien s'entendre avec le Directeur de l'Assistance publique à l'effet d'établir, conjointement avec lui, dans les hôpitaux les mieux appropriés à cet effet, des services d'ambulances volantes, analogues à celles qui existent à New-York. »

Le 27 juillet 1883 le Conseil municipal de Paris, sur l'initiative de M. le Dr Levraud, s'occupa à son tour des ambulances urbaines. La question fut renvoyée à la 8e commission, composée de MM. Robinet, Fiaux, Cattiaux, Joffrin, Level, Loiseau, avec M. le Dr Bourneville pour rapporteur.

Au Conseil municipal, M. Bourneville défendit un système de secours dont l'urgence paraissait à tous évidente. Il étudia avec soin le fonctionnement des ambulances volantes de New-York ; il s'enquit auprès de M. le Préfet de police des accidents survenus sur la voie publique pendant une année (1882), et il put se convaincre que 2,928 cas d'accidents eussent demandé des secours immédiats ; 1,516 avaient été causés par des voitures ; 112 par des machines ; 383 par des chutes ; 147 par des accidents de rivière ; 811 par diverses causes, et que, sur ces 2,928 personnes frappées

(1) Chapitre III. 2e partie. (Postes de police.)

sur la voie publique ou dans des ateliers, on avait compté 482 morts.

Aussi M. Bourneville concluait-il ainsi :

« 1° Insister de nouveau pour diviser Paris en circonscriptions hospitalières ;

« 2° Etablir, à titre d'essai, des ambulances analogues à celles de New-York dans les deux circonscriptions répondant à l'hôpital Saint-Antoine et à l'hôpital Lariboisière ;

« 3° Installer, dans les circonscriptions choisies, des postes avertisseurs qui serviraient pour les accidents (bâtiment de l'Assistance publique) et pour les incendies (Préfecture de police) ; établir des réseaux télégraphiques, dont disposent déjà ces deux Administrations, ce qui rendrait cette organisation moins coûteuse. »

Conformément à la délibération du Conseil municipal, la Préfecture de police se mit immédiatement en rapport avec la Direction générale de l'Assistance publique pour organiser dans deux hôpitaux de Paris le service d'ambulances dont il s'agit. Cela fit l'objet d'une étude très approfondie de la part de l'Administration. Nous donnons, ci-après, les principaux éléments de ce travail non utilisé :

A l'hôpital Lariboisière et à l'hôpital Saint-Antoine, se trouveraient des voitures analogues, à celles que la Préfecture de police emploie actuellement pour le transport dans les hôpitaux de malades atteints d'affection contagieuse. Le modèle présenté par M. le Docteur Henri Nachtel dans sa brochure : « Organisation à Paris d'ambulances urbaines... », p. 13, nous semble insuffisant, cette voiture étant ouverte à tous les vents et ne pouvant par suite être chauffée.

Des chevaux harnachés, nuit et jour, permettraient de faire partir la voiture au premier appel.

Un médecin de permanence à l'hôpital, prendrait place dans la voiture, soit près du malade, soit près du cocher, pour donner sur place, au malade, ses premiers soins. M. le Docteur Nachtel pense qu'à Paris il suffirait d'augmenter le nombre des internes de garde dans chaque hôpital pour faire ce service : c'est là une question que M. le Directeur de l'Administration générale de l'Assistance publique examinera d'accord avec le corps médical.

Une boite de secours appropriée, contenant les médicaments et les instruments, ou appareils employés le plus souvent, serait mise dans la voiture, qui, les premiers soins donnés, transporterait le malade soit à l'hôpital, soit chez lui.

Les appels seraient faits au moyen de boutons d'alarme semblables à ceux qui vont fonctionner dès le mois de novembre prochain, pour le service d'incendie, dans deux arrondissements de Paris : Ces avertisseurs seraient disposés soit sur la voie publique, soit dans les hôtels, dans les pharmacies, dans les cafés, et dans certaines maisons particulières dont les concierges pourraient recevoir une petite rétribution. Une lanterne de couleur spéciale indiquerait au public l'emplacement de ces avertisseurs.

Autour de l'hôpital Saint-Antoine seraient installés 78 avertisseurs auxquels il faut ajouter ceux des 12 postes de police, compris dans les 11e, 12e et 20e Arrondissements ; soit 90 postes.

La circonscription hospitalière de l'hôpital Lariboisière, qui comprend les 9e, 10e, 18e et 19e Arrondissements, compterait 107 avertisseurs.

Les dépenses de premier établissement pour les deux circonscriptions seraient assez élevées :

1° Construction de quatre voitures pouvant transporter, chacune, quatre malades assis, ou bien un malade sur brancard....................................	10.000 fr.
2° Achat de quatre boites de secours et appareils pour fractures.........................	1.000 fr.
3° Appropriation, dans chaque hôpital, d'une salle d'attente pour médecin de service, construction d'écuries et remises..................	mémoire.
4° Communications télégraphiques (132 kil. à 900 fr., et 6 kilom. à 12.000 fr. le kilom. en tranchée)..................................	191.250 fr.
5° Appareils à cadran ou Morse et avertisseurs, soit : 9 appareils à cadran............	4.770 fr.
et 28 appareils Morse. (Les agents de police connaissent la manipulation du Morse.)......	14.840 fr.
6° 169 avertisseurs du système Petit (Bréguet) adopté pour le service d'incendie : en cas d'alerte, il suffit de casser une glace et d'appuyer sur le bouton..................................	67.600 fr.
Total.	289.460 fr.

Le fonctionnement annuel du service nécessiterait, d'autre part, une dépense d'environ 88.000 fr., savoir :

Traction des 4 voitures (salaire du cocher compris) par voie d'adjudication..............	20.000 fr.
Entretien et chauffage des voitures.........	1.000 fr.
Entretien des boites et appareils de secours.	1.000 fr.
Entretien des lignes télégraphiques........	8.310 fr.
Entretien des appareils id................	8.721 fr.
Indemnité aux internes ou aux médecins de permanence (douze par hôpital, pour une permanence de 24 heures) à 4.000 fr. chacun....	48.000 fr.
Entretien du mobilier, des écuries et remises, etc..................................	mémoire.

En résumé, on peut dire que l'installation projetée sur les bases ci-dessus coûterait à la ville de Paris, environ :

Frais de premier établissement............	200.000 fr.
Et pour les dépenses annuelles............	88.000 fr.

M. le Dr Nachtel, informé des difficultés que son projet municipal susciterait tant au point de vue matériel que financier, songea, sans plus tarder, à faire appel à l'initiative privée. Il forma alors un comité provisoire dont firent partie : MM. Béclard, Berthelot, Guérin, Jourde, A. Kœchlin, baron Larrey, Legouvé, Lockroy, Mézières, Pasteur, Jules Simon, etc., et la première réunion eut lieu le 24 décembre 1881, au siège de l'Académie de médecine.

L'œuvre reçut aussitôt des adhésions nombreuses parmi lesquelles nous pouvons citer celle de MM. Waldeck-Rousseau, alors ministre de l'intérieur ; de l'amiral Peyron, ministre de la marine ; Léon Say, Victor Hugo, Renan, Charcot, Guéneau de Mussy, comte Serrurier, etc... Les souscriptions abondèrent et permirent d'espérer de voir bientôt la réalisation de la réforme préconisée par le Dr Nachtel. Le Comité organisa des Fêtes qui furent fructueuses.

Au mois de mars 1887, toutes les études étaient terminées : le premier poste central serait établi à l'hôpital Saint-Louis ; 20 avertisseurs devaient être installés chez les pharmaciens, dans les postes de police et reliés à l'hôpital Saint-Louis par des téléphones (1). Ils rayonneraient sur

---

(1) **Règlement affiché dans les 28 postes de police ou pharmacies reliés avec l'hôpital Saint-Louis.**

BUT DE L'ŒUVRE DES AMBULANCES URBAINES :

Article premier. — L'œuvre des Ambulances Urbaines, qui a été créée et qui fonctionne avec le concours de l'Administration de l'Asun périmètre de huit kilomètres, soit un quart seulement de la surface de Paris.

Le Directeur général de l'Assistance publique ayant, enfin, autorisé l'installation du poste central de l'œuvre à l'hôpital Saint-Louis, le Comité d'action put inaugurer, le 2 juin 1888, son service de secours.

L'expérience faite ce jour-là, sur la place de l'Opéra, a été des plus concluantes. Nous ne nous étendrons pas sur la cérémonie qui eut lieu, à cette occasion, dans le foyer de l'Opéra et à laquelle assistaient beaucoup de Dames patronnesses : Mesdames la Baronne de Mohrenheim, Présidente de l'œuvre ; la Comtesse de Pourtalès, la Duchesse d'Uzès, la Comtesse de la Ferronaye, etc... Le Président du Comité d'action, M. Jules Simon, prononça un discours dans lequel il développa, avec son talent habituel, le but de l'œuvre.

Toute l'Assistance se rendit ensuite dans une pharmacie située rue Scribe, et à 3 heures 6 minutes, M. le Dr Nachtel demandait, par téléphone, à l'hôpital Saint-Louis, d'envoyer deux voitures sur la place de l'Opéra. A 3 heures 16

---

sistance publique et des différentes Administrations compétentes, mais avec les seules ressources fournies par la charité privée, est spécialement destinée à porter secours, dans le plus bref délai possible, à toutes les victimes d'accidents, de maladies subites ou de tentatives de meurtre ou de suicide, survenant sur la voie publique ou dans les lieux publics, dans les ateliers, théâtres et chantiers, manufactures, usines, dans les casernes et arsenaux, etc.

Le service se met, en outre, à la disposition des militaires de toutes armes, malades ou blessés, pour les transporter à l'hôpital militaire le plus proche.

En cas d'incendie menaçant de prendre des proportions inquiétantes, les voitures de secours se transporteront, au premier appel, sur les lieux du sinistre, pour secourir les blessés, civils, militaires, et le corps des pompiers.

Art. 2. — Les personnes blessées ou malades dans leur maison n'auront pas droit au service des Ambulances Urbaines, à moins qu'il n'y ait eu chute par une fenêtre dans la cour de cette maison, ou qu'une des voitures ait été demandée soit par un Commissaire de police, soit par tout autre fonctionnaire public.

Art. 3. — Lorsqu'un blessé ou un malade aura été transporté dans une pharmacie ou dans un poste de police où existera un appareil d'alarme en communication avec un hôpital, un appel devra être adressé, et sans le moindre délai, à l'hôpital, au moyen de l'appareil téléphonique spécial, avec demande d'envoi, d'urgence, d'une ambulance, en ces termes : « envoyez, tout de suite, une ambulance rue ... n°..., » sans autres explications.

Art. 4. — Si, par suite de circonstances particulières, le blessé ou le malade n'a pu être transporté dans une pharmacie ou un poste de

minutes, on entendait tinter une clochette et peu après, les voitures de secours s'arrêtaient devant l'Opéra. Les manœuvres furent alors exécutées : deux personnes, simulant les malades, ont été placées sur les civières, puis hissées dans les voitures, le tout en moins d'une seconde, et les deux voitures partaient aussitôt.

A l'hôpital Saint-Louis, un pavillon a été spécialement construit à cet effet près du bâtiment des bains. Il se compose de trois pièces à un lit. Jour et nuit, deux médecins sont de garde dans ce pavillon. A côté, se trouve une écurie avec remise.

Le matériel se compose de trois voitures dont une reste constamment attelée. Ces voitures sont de petits omnibus à un cheval. Elles portent sur leurs vitres la croix de Genève. Une cloche placée à côté du cocher et mue, automatiquement, par le mouvement des roues, sert de signal pour livrer passage à la voiture. Le Préfet de police, pour faciliter la circulation plus rapide des voitures de l'Œuvre, a accordé à leurs conducteurs les mêmes privilèges qu'aux voitures des sapeurs-pompiers.

Le mobilier intérieur de l'omnibus qui s'ouvre par derrière à deux battants, se compose de deux strapontins, un

---

police, et qu'un pharmacien ou un agent soit informé du fait, un appel de secours devra être adressé, comme il vient d'être dit, en précisant très exactement le lieu où devra se rendre l'ambulance.

Art. 5. — Celui qui fera l'appel d'une ambulance ne devra cesser de donner l'alarme que lorsqu'il aura reçu, de l'hôpital, la réponse avec rappel de sa communication ; il lui sera donné avis du départ de l'ambulance aussitôt que celle-ci se sera mise en route.

Art. 6. — En cas d'avarie dans les appareils de transmission, le pharmacien ou l'agent du poste de secours devra en aviser immédiatement M. le Secrétaire général de l'œuvre.

Art. 7. — Le service des Ambulances Urbaines ne se charge pas du transport des cadavres. En conséquence, si la mort est survenue avant le dépôt du corps dans une pharmacie ou un poste de police, il n'y a pas lieu de donner le signal d'alarme à l'hôpital. Si la mort est constatée par l'interne ou l'externe, à l'arrivée de la voiture d'ambulance, le corps sera laissé au lieu d'où l'appel a été fait. Si la mort se produit pendant le retour de l'ambulance, le corps sera provisoirement déposé dans la salle des morts de l'hôpital, et le commissaire de police du quartier où a eu lieu l'accident sera immédiatement avisé du décès. Le transport des personnes atteintes de maladies contagieuses ne pourra, quant à présent, avoir lieu au moyen des voitures actuelles. Il sera avisé ultérieurement à cet égard.

Le Secrétaire général de l'Œuvre,
Dr H. Nachtel.

pour l'interne et l'autre pour un infirmier. Sur le plancher est un léger brancard en osier capitonné, destiné à mettre le blessé. Près de l'interne, il y a place pour deux sacs contenant les objets de pansement, trousse, iodoforme, vaseline, éther, perchlorure de fer, morphine, ergotine, sublimé, coton hydrophile, etc... Un tube acoustique correspond de l'intérieur de la voiture avec le cocher et est destiné à accélérer ou à ralentir la marche du cheval selon les besoins.

Le malade une fois placé dans la voiture est transporté au poste de secours de l'hôpital et gardé, dans ce poste, jusqu'au lendemain, en attendant son admission dans les services ordinaires de la maison.

Par une circulaire adressée aux commissaires et agents de son administration, le Préfet de police leur fit connaître l'emplacement des postes-avertisseurs de l'Œuvre, au nombre de 28. Il était également utile de les désigner au public : aussi, le Préfet de la Seine a-t-il autorisé l'œuvre à placer, dans divers quartiers, des plaques indicatrices en émail bleu, rehaussées de lettres blanches et posées au-dessus des becs de gaz de la Ville.

Il ne restait plus aux Ambulances Urbaines qu'à se développer par la création de services identiques dans les autres hôpitaux. Malheureusement, les frais d'installation, dans une seule maison, s'élèvent à environ 75.000 fr. C'est cette somme que l'œuvre sollicita du Conseil municipal en décembre 1888. M. Georges Berry, rapporteur de la 5e commission du Conseil, tout en constatant l'insuffisance d'un seul service, pensa qu'avec la somme de 75.000 fr., il serait loisible au Conseil, d'installer, par exemple, à l'hôpital Beaujon, une Ambulance Urbaine *municipale*. La 5e commission repoussa donc la demande du comité de l'Œuvre. Toutefois, pour donner à cette Société une marque de sympathie et la remercier des services rendus par elle à la cause de l'humanité, la Commission proposa de lui accorder une subvention de 5.000 francs. Ce qui fut adopté. Une pareille allocation fut votée, chaque année, par le Conseil municipal. Le Conseil général allouait annuellement une subvention de 1.000 fr.

Ce service continua à fonctionner ainsi jusqu'en 1894.

Dans la séance du 28 février 1894, M. Paul Strauss fit, au Conseil municipal de Paris, la communication suivante :

« Messieurs, le Conseil connaît les grands services rendus à la population parisienne par l'Œuvre des ambulances urbaines. Le comité de l'Œuvre m'a chargé de vous faire une très importante communication que je suis heureux d'apporter à cette tribune. Cette communication n'est autre chose que le texte de la décision prise par l'assemblée générale de l'Œuvre; elle est ainsi conçue :

« L'assemblée générale de l'Œuvre des ambulances urbaines, spécialement convoquée, sur la proposition du fondateur et secrétaire général de l'Œuvre, M. le docteur Nachtel ;

« Sur l'avis conforme du Conseil d'administration,

« Décide de faire remise complète de l'Œuvre, avec ses biens et ses charges tels qu'ils se comportent actuellement, à la ville de Paris, aux conditions suivantes :

« 1° La ville de Paris continuera l'œuvre des ambulances urbaines, laquelle consiste à être immédiatement averti des accidents survenus sur la voie publique et à leur porter sans retard un secours compétent. Le nom des ambulances urbaines sera maintenu ;

« 2° Elle créera, dans le plus bref délai possible, deux postes nouveaux, l'un sur la rive droite de la Seine, l'autre sur la rive gauche (1) ;

« 3° Elle maintiendra une séparation absolue entre le service de transport des contagieux tel qu'elle le fait actuellement, et le service des ambulances urbaines tel qu'il est pratiqué actuellement par l'Œuvre des ambulances urbaines, et qui sera désormais pratiqué par la ville de Paris. »

Je vous prie, Messieurs, de renvoyer cette si importante communication à la 5e Commission, qui vous présentera un rapport écrit. Mais je tiens dès à présent à exprimer les sentiments qui sont sans doute dans le cœur de tous et à remercier le Comité de l'œuvre des ambulances urbaines du don magnifique offert à la ville de Paris. »

M. Paul Strauss soumit aussitôt son rapport, au Conseil, au nom de la 5e Commission. Nous ferons seulement connaître les observations qui ont été présentées dans la séance du 16 mars suivant, par le rapporteur :

« La 5e Commission, dit M. Strauss, a examiné cette affaire ; elle est unanimement favorable à l'acceptation de l'offre généreuse qui nous est faite ; elle ne songe pas toutefois à vous dissimuler qu'en acceptant cette donation la Ville assume pour l'avenir des charges nouvelles, sans pouvoir compter sur les ressources actuelles de l'Œuvre.

---

(1) Voir, plus loin, l'organisation des ambulances municipales.

« Le poste de l'hôpital Saint-Louis coûte environ 30,000 francs par an.

« D'après les conventions que nous vous demandons de ratifier, la ville de Paris s'engage à créer deux nouveaux postes, l'un sur la rive droite, l'autre sur la rive gauche, pour lesquels nous sera maintenue la subvention de 75,000 francs prélevée sur les fonds du pari mutuel qui avait été mise à la disposition de l'Œuvre des ambulances urbaines.

M. le Préfet de la Seine. — En un mot, nous serons substitués dans les faveurs faites à l'Œuvre comme nous nous substituons dans les charges qu'elle avait assumées.

M. Paul Strauss, rapporteur. — Parfaitement !

« Il y a onze ans, le Conseil municipal, sur la proposition de notre collègue M. Levraud et sur le rapport de M. le docteur Bourneville, était d'avis d'organiser le prompt secours aux blessés sur le type importé en France par M. le docteur Nachtel. M. Jules Simon l'a dit excellemment à l'une des assemblées générales des Ambulances urbaines : « L'initiative privée a rempli sa tâche en entretenant cette œuvre jusqu'à son complet établissement. Mais il faut bien reconnaître que ce n'est pas à des particuliers qu'il incombe de ramasser les blessés sur la voie publique. Si la Ville, reconnaissant l'utilité des ambulances urbaines, se charge d'en assurer le fonctionnement, il n'y aura qu'à se louer du résultat obtenu, d'autant plus que rien ne sera changé de ce qui est l'essence même du service. »

« L'œuvre des ambulances urbaines a suffisamment prouvé sa vitalité, elle a donné des résultats trop importants, elle est entrée trop profondément dans les habitudes parisiennes pour que nous ne soyons pas heureux de la continuer d'abord, de la fortifier et de la développer ensuite.

« Voici donc, Messieurs, le projet de convention que votre 5e Commission vous demande d'approuver :

« Le Conseil,

« Sur le rapport de M. Paul Strauss, au nom de la 5e Commission ;

« Vu la proposition qui lui est faite par l'assemblée générale de l'Œuvre des ambulances urbaines,

« Accepte la remise complète de l'œuvre, avec ses frais et charges tels qu'ils se comportent actuellement, à la ville de Paris, aux conditions suivantes (1) :

---

(1) Voir, ci-dessus, les conditions dont il s'agit.

. . . .

« Ces conditions ne sont pas pour nous embarrasser. J'ajouterai que le Conseil et l'Administration feront dans l'avenir le plus grand cas des conseils du docteur Nachtel, que je me suis fait un devoir de reproduire à titre de vœu, et je suis certainement l'interprète de l'unanimité du Conseil en lui adressant, ainsi qu'au comité de l'Œuvre, particulièrement à son président, M. Jules Simon, aux dames patronnesses, les remerciements chaleureux de la ville de Paris pour le don d'un Service aussi important et aussi utile pour la population parisienne. »

Les conclusions de la Commission furent adoptées dans la même séance et ce Service est devenu municipal.

IV. Ambulances Internationales.

Une Société nouvelle se forma à Paris, en 1889, sous le nom de « *Ambulances Internationales* ». Son but était d'organiser des postes de secours sur la voie publique et ayant pour complément un service de voitures-ambulances destinées à faire le service des hôpitaux et à accompagner les sapeurs-pompiers à chaque incendie. On les trouverait également sur les champs de courses.

La voiture et le brancard, employés par cette Société, étaient du système Payenneville. Voici la description de la voiture donnée par l'inventeur :

« La voiture s'attellera à volonté à un ou deux chevaux ; elle est montée sur quatre roues, avec essieux à patente et est suspendue sur des ressorts ordinaires en acier, suffisamment longs et forts pour permettre la douceur et la charge maxima. Ces ressorts sont eux-mêmes fixés aux essieux par un système nouveau et breveté, consistant en un montage élastique et isolant au moyen de l'interposition du caoutchouc entre ces pièces. Il a pour but d'amortir les chocs, d'empêcher la trépidation et les vibrations ; il est invisible une fois monté.

« La dimension de la voiture est suffisamment grande pour permettre l'installation de deux civières couvertes ; ces civières sont séparées par un petit espace formant couloir qui permettra à un médecin ou ambulancier de donner ses soins aux blessés ou aux malades. Ses dimensions sont calculées de façon à permettre au surveillant de se tenir debout sans courber le corps en deux, pour ne pas paralyser les forces qui lui sont nécessaires pour son service.

« L'ambulancier sera assis sur le devant, mais en sens inverse à celui du cocher, pour avoir toujours le malade devant ses yeux.

« La voiture est éclairée à l'intérieur au moyen de deux hublots en cristal dépolis à l'intérieur pour adoucir une trop grande clarté et intercepter les rayons solaires. L'éclairage a lieu la nuit au moyen d'une lampe à huile fixée au pavillon dont le service se fait extérieurement. L'aération vient de l'avant et de l'arrière de la voiture indistinctement de façon à éviter les courants d'air.

« Outre la suspension existant avec les ressorts de la voiture les civières sont suspendues par un système de ressorts à lames d'acier qui atténuera encore toutes les secousses pouvant provenir de la marche de la voiture, de sorte que le malade sera transporté sans aucun soubresaut.

« Le panneau d'arrière de la voiture s'ouvre en deux parties ; celle du haut se relève automatiquement au moyen d'un compas et celle du bas repose sur des arcs-boutants touchant presque la terre pour permettre l'accès dans le véhicule au moyen de trois marchepieds à charnières ; cet accès est des plus faciles en considérant que le plancher de la voiture n'est qu'à 0 mètre 65 cent. du sol.

« L'installation du blessé sur la civière dans la voiture se fait d'une manière très simple au moyen de rails à glissières ou à chariot qui permettent l'accès dans la voiture sans aucune secousse, et avec une précision telle qu'une fois la voiture arrivée auprès du blessé *une demi-minute suffira pour ouvrir la voiture, mettre le blessé en place, fermer et partir.* En plus des deux civières couvertes qui seront placées, comme il a été dit, dans le bas de la voiture, deux autres civières supplémentaires seront fixées dans le haut et pourront, dans un cas urgent, permettre l'installation de quatre blessés ; ces deux civières seront suspendues par le même système que celle du bas et seront mises en place dans la partie haute au moyen d'un treuil très simple. Dans ce cas, la manœuvre de ces quatre civières chargées se ferait en deux minutes. Il sera installé à l'intérieur une boite de linge à pansement et de médicaments, ainsi qu'un réservoir, une cuvette mobile et un conduit pour l'écoulement des eaux ou du sang.

« Sur l'avant, une glace en châssis à coulisses permettra au cocher de voir à droite et à gauche pour la conduite de sa voiture.

« Sur la frise du milieu est inscrite en lettres rouges la mention : *Ambulance internationale.* Sur les panneaux d'arrière la même mention que sur les côtés ; dans le haut, la croix de Genève entourée de celle-ci en lettres rouges : *Secours gratuits aux blessés,* et, dans le bas, l'arrondissement ou l'hôpital auquel appartiendra la voiture.... »

Nous ne voyons pas que la Société ait donné une suite à l'organisation d'un tel service sur lequel elle avait toutefois appelé l'attention du Conseil municipal et de l'Administration préfectorale. La question budgétaire a dû être une des principales causes de la non exécution de ce beau projet.

V. Ambulances Parisiennes.

Toutefois, l'inventeur de la voiture d'ambulance et du brancard qui portent son nom, M. Payenneville, devait, trois ans plus tard (novembre 1892), demander l'autorisation d'installer sur la voie publique un grand nombre de petits postes de secours, ainsi que nous le trouvons décrit dans la notice, ci-après, adressée à la Presse, à l'Administration et au Conseil municipal de Paris :

Les Ambulances Parisiennes. — *Secours humanitaires et transports gratuits le jour ou la nuit, sans aucune subvention, ni sans aucun prélèvement sur les contribuables.*— « Depuis de longues années j'ai étudié et recherché les moyens les plus pratiques et les plus simples pour transporter et secourir promptement les malades et les blessés sur les champs de bataille, comme sur la voie publique ou à domicile.

« J'ai présenté à différentes reprises aux autorités civiles et militaires, les constructions dont j'étais l'inventeur en écoutant attentivement les observations qui m'ont été faites pour perfectionner avec persévérance des appareils adoptés aujourd'hui et qui m'ont valu des récompenses et des félicitations de toutes parts.

« Je me suis préoccupé particulièrement de l'organisation d'un service de secours irréprochable pour la Ville de Paris, où ils sont insuffisants, en cherchant une combinaison qui facilite cette création, sans réclamer aucune subvention, ni au budget municipal, ni à l'assistance publique, et sans faire appel à la générosité des habitants par des sollicitations à domicile, des souscriptions, des loteries, des fêtes, etc.

« *Les postes ambulances.* — On a pu remarquer au Palais de l'Industrie en 1888, à l'Exposition d'Hygiène et de Sauvetage, un kiosque-ambulance placé à la porte d'entrée; vingt-sept personnes malades, dont une mortellement blessée, ont reçu des soins gratuits, sous ma direction, pendant la durée de l'Exposition.

Tous les exposants ont signé une pétition dans laquelle ils engageaient l'administration municipale à installer des kiosques semblables à Paris. J'ai fait déposer ce vœu qui est resté sans réponse. Mon kiosque-ambulance obtint le Diplôme d'honneur avec une médaille d'or. L'oubli de cette requête ne me découragea nullement et je continuai en m'imposant les plus durs sacrifices, pour préparer une création définitive dans tous les quartiers et la banlieue de Paris, aux endroits où les accidents peuvent se produire le plus fréquemment. La recherche de ces emplacements a été longue et laborieuse. La liste en a été remise aux différents services administratifs.

« *L'organisation des postes ambulances.* — Les postes sont conformes au dessin qui figure dans cet exposé et contiendront :

1° Une voiture sur roues, dont les détails ont été étudiés par des constructeurs ingénieurs compétents, ne pesant que 61 kilos et adoptée, après l'examen des comités et expérimentations, pour l'armée coloniale. On a pu les remarquer à différentes expositions et dernièrement encore à l'exposition d'hygiène. Elle est en service au Dahomey et au Tonkin avec la civière d'ambulance mobile pour installer le malade ou le blessé.

« Le système automatique du brancard est sans ressort ni aucune pièce détachée : les pieds se dressent et se ferment instantanément, même dans l'obscurité.

« La Sous-Commission du Service de santé déléguée par M. le Ministre de la Guerre à l'Exposition Universelle de 1889 conclut ainsi dans son rapport technique : « Enfin, le « compas du brancard Payenneville peut s'adapter à tous « les brancards réglementaires existant actuellement. C'est « en dernière analyse le plus pratique des systèmes pré- « sentés à l'Exposition » (*Fascicule n° VIII — Editeur du*

Ministère — Rozier, rue St-Guillaume, 26 — Page 210). Les membres du Jury militaire international m'ont décerné une récompense et beaucoup d'autres m'ont été accordées.

2° Quatre brancards, dont le volume n'excède pas 41 centimètres, seront placés aux angles du « Poste Ambulance », avec des couchettes toujours propres, parce qu'elles sont lacées au lieu d'être clouées.

3° Les Postes seront éclairés pendant la nuit.

4° Une fontaine d'eau filtrée.

« *Le service des clefs.* — Une petite clef pour ouvrir le poste sera offerte aux Membres du Conseil municipal, aux Maires et Adjoints, aux Médecins de la Faculté de Médecine, aux internes et externes des Hôpitaux, aux pharmaciens, aux médecins militaires de la garnison, aux commissaires de police, Officiers et gardiens de la paix, agents de la sûreté, aux Officiers, sous-Officiers de la Garde Républicaine et des Sapeurs-Pompiers, aux Membres du Comité de Patronage, aux gradés des Sociétés de Secours aux blessés et aux concierges les plus voisins, etc.

« *Le Personnel.* — Un personnel d'élite d'ambulancières et d'infirmiers sera attaché à l'Administration. Les prévenances, la politesse et les égards envers les malades seront observés.

« *Les malades à domicile ou dans les postes ambulances.* — En dehors de l'impossibilité d'observer la position horizontale nécessaire dans la plupart des cas, beaucoup de malades n'ont pas le moyen de se faire transporter en voiture ; tous pourront s'adresser à l'Administration qui les fera transporter gratuitement à l'hôpital, sur la demande du médecin.

« *Les incendies.* — La multiplicité des postes permettra aux Sapeurs-Pompiers d'avoir toujours à leur disposition, près du lieu du sinistre, des moyens pour secourir les blessés ou les victimes du devoir.

« *Le poste ambulance.* — Les dimensions du Poste sont de 3 mètres 50 carrés sur 4 mètres 50 d'élévation pour donner de l'air ; elles sont calculées de façon à pouvoir loger, manœuvrer le matériel et laisser la circulation libre autour du blessé.

« Dans certains endroits dangereux où les trottoirs sont

plus étroits, le Poste sera réduit, mais on y trouvera toujours le même matériel parce que la voiture sera suspendue au plafond par une poulie.

« Je sollicite l'installation de trois cents postes ambulance qui représentent mille cinq cents appareils pour secourir les malades, mais j'offre d'en placer d'abord cinquante ou cent pour que le Conseil municipal, la Presse et l'opinion publique puissent en étudier le fonctionnement.

« Le premier modèle est en construction ; il sera présenté prochainement.

« Le capital et la garantie de cette organisation seront offerts par des personnes solvables et honorables, aussitôt la concession accordée, et le cahier des charges accepté (1).

« *Les voitures attelées.* — Nous pourrons y adjoindre plus tard un service de voitures attelées, dont le modèle breveté est muni d'un ascenseur pour installer un ou deux malades sans aucune secousse, qui a reçu les éloges de la Presse et a figuré à l'Exposition Universelle de 1889 (*Classe 66, Don de la guerre*).

« *Les Ambulances Parisiennes.* — Cette organisation prend le titre déjà déposé, de « Société des Ambulances Parisiennes ».

« *Comité de Patronage.* — Le Comité de patronage est composé de personnes jouissant d'une grande considération. Il a pour but de soutenir moralement l'œuvre des Ambulances Parisiennes.

« En dehors des services rendus à la population par cette puissante organisation, la société des Ambulances Parisiennes pourra peut-être un jour venir en aide à quelques familles nécessiteuses.

« Cette pensée qui est la dernière de cet exposé, est la première qui a guidé cette conception humanitaire. »

JULES PAYENNEVILLE,
ancien sous-officier de spahis,
ancien officier de la garde nationale,
capitaine à l'armée du Nord en 1871.

---

(1) Nous croyons savoir que pour couvrir les dépenses que nécessiteraient l'installation, l'organisation, le fonctionnement, le personnel et le matériel, la Société des ambulances parisiennes aurait recours au système d'annonces d'industriels ou de commerçants. Ces annonces seraient placées sur les quatre faces extérieures du poste ambulance.

Les désirs de M. Payenneville seront-ils jamais exaucés? Nous pouvons en douter. Bien que l'Administration ait cru devoir accepter, en principe, l'idée émise par l'inventeur de de ces postes de secours, nous pensons que beaucoup d'obstacles se présenteront et devront en empêcher la réalisation.

Le nombre des édicules placés sur la voie publique à Paris — sont-ils tous utiles ? — est déjà très considérable ; il est à craindre que l'établissement de ces petits postes de secours ne soit une aggravation de gêne pour le public et même pour les voisins des postes, commerçants ou autres. D'autre part, il y a lieu de supposer que la municipalité Parisienne, qui a déjà organisé un excellent service de transport de malades, ne s'arrêtera pas et que l'intérêt qu'elle porte à ses administrés lui fera un devoir de compléter, à bref délai, son service d'ambulances municipales (1).

VI. Voitures pour le transport des malades atteints d'affections contagieuses.

Une Instruction du Conseil de salubrité, en date du 20 février 1880, sur les précautions à prendre concernant la variole, faisait connaitre que pour le transport à l'hôpital, il était utile d'employer de préférence le brancard et surtout le brancard roulant s'il en existait un au poste de police voisin. Ce brancard serait ensuite désinfecté (2) avec

---

(1) On sait que la Ville de Paris a déjà, à sa disposition, aujourd'hui, le service des ambulances urbaines ; on verra plus loin l'organisation déjà ancienne d'un service d'ambulances municipales.

(2) En 1882, le Conseil d'hygiène fut appelé à donner son appréciation sur le mode de désinfection auquel on soumettait alors la couverture de laine, et la toile-tente des brancards dont l'administration se servait toujours à défaut d'un nombre suffisant de voitures, pour le transport des malades, atteints d'affection contagieuse. Le procédé consistait à faire tremper ces lainages et toiles dans un baquet d'eau phéniquée au 4/100.

Le conseil, par la voix de M. Brouardel, estima que ce mode de procéder était absolument insuffisant. En effet, il était prouvé que les solutions d'acide phénique, même beaucoup plus concentrées au 1/10 ou au 1/50 n'avaient qu'un effet transitoire. Les bactéries, microbes, vibrions, ne sont pas détruits : ils sont seulement endormis. En outre, on ne peut sans altérer profondément la laine et la toile, les plonger dans une solution concentrée d'acide phénique.

Comme agent de désinfection efficace, M. Brouardel n'admettait que la chaleur. Le Conseil fut de son avis et demanda, comme lui,

soin. Si ce transport ne pouvait avoir lieu que dans une voiture de place, le cocher recevrait l'ordre de battre et de brosser les coussins et les parois de sa voiture, avant de prendre d'autres voyageurs.

On reconnut bien vite que la désinfection du brancard était difficile à assurer et que celle de la voiture de place aurait été pour ainsi dire impraticable.

En présence des dangers qui pouvaient résulter de cet état de choses, pour la santé publique, la Préfecture de police a cherché à l'Etranger quels pouvaient être les modes de transport des malades, exempts des inconvénients inhérents au système employé jusqu'alors.

Londres et Milan possédaient déjà des voitures dites *Ambulances*, destinées à transporter les individus atteints de maladies transmissibles à l'hôpital qui leur était affecté.

Une voiture spéciale, qui devait être bientôt mise en usage à Bruxelles, paraissait toutefois, mieux que toutes autres, atteindre le double but visé: la commodité du transport et la facilité de la désinfection. M. le Dr Janssens voulut bien envoyer au chef de la 2e Division une description détaillée de cette voiture et une autorisation d'en établir sur le modèle qu'il avait créé. Sur le rapport de M. A. Voisin, le conseil d'hygiène adopta ce type de voiture.

Le rapporteur proposait alors l'acquisition de trois voitures semblables pour Paris. Elles devaient être remisées dans un local voisin d'une station de voitures et lorsqu'il s'agirait de transporter un malade, on y attellerait le cheval d'une voiture de place dont le cocher serait requis d'opérer le transport à l'hôpital, moyennant un prix convenu.

En attendant la construction d'étuves, l'intérieur de la voiture devait être désinfecté, après chaque transport au moyen d'un lavage à l'éponge avec de l'eau phéniquée au 4/100e sous la surveillance de l'officier de paix de l'arrondissement.

Un crédit de 8,000 francs fut aussitôt demandé au Con-

---

la création d'étuves, dans lesquelles les objets à désinfecter pourraient séjourner, et dont la chaleur serait portée à 110 ou 120 degrés centigrades.

Une de ces étuves était déjà établie à l'hôpital Saint-Louis. L'Administration générale de l'Assistance publique fut appelée à compléter cette création et à en pourvoir chaque hôpital.

La Préfecture de police devait pouvoir alors utiliser ces étuves, en attendant que le Conseil municipal ait voté les crédits qu'elle lui avait demandés pour créer des étuves publiques.

seil municipal pour l'essai projeté, soit : 6,000 fr. pour acquisition des trois voitures ; 1,500 fr. pour vacations aux cochers et 500 fr. pour l'entretien des voitures (chauffage, éclairage, désinfection, etc.).

Avant de faire connaître la suite donnée par le Conseil municipal à cette proposition, nous allons décrire sommairement la voiture dont on proposait l'acquisition. Elle pouvait contenir un malade couché sur un brancard ou quatre malades assis sur une banquette mobile. Dans la position du malade couché, le brancard était suspendu à des lanières en caoutchouc, avec ressorts à boudins, disposés de façon à amortir les chocs et les secousses. Dans la position du malade assis, la partie postérieure du brancard pouvait être relevée et fixée au plafond de la voiture au moyen de lanières.

La voiture avait les dimensions suivantes :

Longueur........................	2 m. 00 c.
Largeur.........................	1 m. 20 c.
Hauteur.........................	1 m. 70 c.

Il y était installé des coulisses pour permettre de conduire et de faire glisser facilement les bras du brancard. La voiture était fermée, mais éclairée sur chaque côté et en arrière, par des ouvertures closes au moyen de glaces dépolies. L'intérieur n'était garni d'aucune étoffe ; la caisse était construite en bois de chêne ; les panneaux extérieurs, en tôle ; les doublures intérieures, en frises de grisard ; et toutes les parties intérieures unies. La voiture était munie d'un frein à volant et de deux lanternes à réflecteur et peinte de couleur bleue marine, à l'extérieur, sans aucune indication apparente. Aussi basse que possible, la voiture reposait sur quatre roues, était pourvue de brancards pour un cheval et s'ouvrait par derrière à deux battants. Aux quatre angles intérieurs de la caisse était aménagée une boite destinée à renfermer une boule d'eau chaude (1).

M. Lamouroux, Conseiller municipal, qui se fait toujours un devoir de défendre auprès du Conseil toutes les questions relatives à l'hygiène et aux Secours publics, fut chargé de fournir, en cette circonstance, un rapport sur la pro-

---

(1) Actuellement, les voitures sont chauffées au moyen de charbon de Paris, mais avec dégagement direct, à l'extérieur, des gaz de la combustion.

position de son collègue M. Hovelacque, tendant à l'installation, à Paris, d'étuves publiques à désinfection et sur deux mémoires du Préfet de police : le premier, sollicitant un crédit applicable aux mesures de désinfection à prendre dans les locaux d'indigents frappés de maladies contagieuses ; le second, — celui qui nous occupe — concernant le transport des contagieux dans les hôpitaux.

Du rapport de M. Lamouroux nous ne retiendrons que la fin : « Nous croyons que le Conseil municipal *fera œuvre utile* en adoptant les conclusions du Préfet de police. » Et dans sa séance du 11 décembre 1880, le Conseil autorisait l'acquisition des trois premières voitures (1), qui furent construites par MM. Jean et Breteau, sur le modèle de celle de Bruxelles et livrées le 7 décembre 1881, au prix de 2.500 fr. chacune. Elles furent remisées à l'Hôtel-Dieu.

Un marché pour la traction de ces voitures fut passé à cette époque. L'adjudicataire s'engageait à fournir à l'administration, moyennant 18 fr. par jour (service commençant à 8 heures du matin pour finir à 6 heures du soir) un cocher et un cheval harnaché.

Comme l'on voit, contrairement à ce qui se passait à Bruxelles, l'administration n'avait pas cru devoir mettre à contribution, pour la traction de ses voitures, toutes les fois qu'elle en aurait besoin, les cochers et chevaux de voitures de place, ainsi qu'elle en avait eu primitivement l'intention. Nous ne voyons pas, en effet, jusqu'à quel point ces réquisitions, qui pouvaient être, sans doute, autorisées à l'Étranger, eussent été possible en France, aucune loi, à notre avis, ne pouvant les justifier.

A la suite des dispositions prises par la Préfecture de police, d'accord avec l'Assistance publique, pour l'emploi de ces voitures, les commissaires de police de Paris reçurent les instructions suivantes : « Lorsqu'une demande de transport à l'hôpital vous sera adressée, vous vous ferez remettre un certificat médical constatant la nature de la maladie et vous m'enverrez un télégramme mentionnant le nom et la demeure du varioleux (2). L'administration de l'Assis-

(1) Il en existe actuellement six, dont une a été construite par l'Association des ouvriers en voitures réunis. Trois de ces voitures sont remisées à l'Hôtel-Dieu, une à Saint-Louis et deux au dépôt de la rue Dombasle.

(2) Il ne s'agissait alors que du transport des personnes atteintes de la variole.

tance publique m'indiquant alors à quel hôpital le malade pourra être conduit, la voiture partira immédiatement de l'Hôtel-Dieu pour aller le prendre à domicile et le transporter à l'hôpital. Vous aurez à prévenir les intéressés qu'ils se tiennent prêts à faire monter le malade dans la voiture dès qu'elle sera rendue à destination et vous les aviserez qu'un parent ou un ami pourra prendre place sur le siège près du cocher. »

Voici le mode de désinfection des voitures-ambulances : aussitôt le malade déposé à l'hôpital, le cocher opère lui-même la désinfection. Pour cela, il projette dans un grand flacon à large tubulure et rempli d'eau à moitié, quelques grammes de sulfate de nitrosyle (1), (produit de déchet qui se trouve dans les chambres de plomb). Il se dégage alors d'abondantes vapeurs rutilantes d'acide hypo-azotique. Le cocher, après avoir fermé les carreaux et la porte de la voiture, se dirige vers son dépôt. A son arrivée, il ouvre largement ses carreaux et la porte de manière à en chasser les vapeurs nitreuses fort irritantes qui y sont contenues. Ces vapeurs chassées, la voiture bien ventilée, est suffisamment (2) désinfectée pour pouvoir entrer immédiatement de nouveau, en service.

Le Conseil de salubrité fut appelé, en 1883, à faire connaître les mesures qu'il serait utile de prendre pour faire face à une épidémie de choléra dont les symptômes commençaient déjà à se manifester. Dans un rapport qu'il adressait au mois de juillet de cette année, M. Dujardin-Beaumetz pensait que pour le transport des malades on pourrait utiliser d'abord quatre des six voitures spécialement construites pour le transport des varioleux. Si ces moyens devenaient insuffisants, on créerait alors de toutes pièces, un service spécial exclusivement destiné à l'évacuation des malades cholériques. Ces moyens de transport devaient être mis gratuitement à la disposition du public.

L'épidémie s'étant ouvertement déclarée en 1884, le Préfet de police acheta, sur les fonds (50.000 fr.), votés immé-

---

(1) Appareil à désinfection, système Girard et Pabst.

(2) Cette opinion n'était pas celle de M. le Dr Chautemps qui l'a combattue dans le rapport présenté, par lui, au Conseil municipal, en 1887 : Rapport sur l'organisation sanitaire de Paris. (Masson, Éditeur.)

Aujourd'hui, la désinfection se fait au moyen d'une pulvérisation de sublimé, au millième. On se sert, à cet effet, d'une pompe Geneste et Herscher.

diatement par le Conseil municipal pour assurer l'exécution des mesures d'hygiène, dix fiacres (1) ordinaires appropriés d'une façon spéciale. Les étoffes, cuirs et sangles pouvant être salis par le malade, furent enlevés et l'intérieur tout entier fut peint à l'huile. Une barre de bois mobile a été placée devant le siège occupé par le malade pour lui permettre de s'appuyer. Un petit banc incliné a été également installé sous les pieds du malade. Les glaces de la voiture étaient dépolies et disposées de telle sorte qu'elles ne pouvaient se baisser qu'environ du quart de leur hauteur.

Ces voitures furent mises en service à partir du 26 juillet. Au mois de novembre, le choléra ayant pris la forme épidémique, un service de nuit fut alors organisé avec trois voitures, dont le nombre augmenta par la suite. C'est ainsi que le 11 novembre, trente voitures étaient attelées de jour et de nuit, et dix autres étaient, en outre, prêtes à marcher au cas où l'épidémie se serait aggravée. Un vaste local, rue Dombasle, servait de remise pour toutes ces voitures. Ce local était relié à la Préfecture de police par un fil téléphonique spécial. Un traité passé avec un loueur de chevaux assurait la traction immédiate de chaque voiture (2).

Nous n'entreprendrons pas de décrire ici l'organisation et le fonctionnement du service du transport des malades dans les hôpitaux, pendant cette période, nous contentant de signaler à l'attention de nos lecteurs, l'intéressant rapport de M. Bezançon (3), sur l'épidémie cholérique, ce fonctionnaire ayant pris une grande part dans toute l'organisation de cet important service.

Le transport des malades atteints d'affection contagieuse allait, d'ailleurs, prendre, comme on va le voir, tout le développement que l'expérience ainsi faite indiquait comme indispensable. Les crédits, très parcimonieusement attribués à la Préfecture de police, allaient être portés à des chiffres considérables, sous la seule réserve qu'ils seraient rattachés à la Préfecture de la Seine.

---

(1) Ce nombre fut porté bientôt à 26.

(2) Pour dix heures de service par jour, le prix de la traction d'une voiture qui, en 1881, s'élevait à 18 fr., fut porté successivement à 13, à 12 fr. 25 et enfin, en 1886, à 11 fr. 90. Le service de nuit et de douze heures était payé 20 fr. 05. Tout l'entretien était à la charge de l'adjudicataire.

(3) Chef de division à la Préfecture de police. (Rapport, sur les mesures prises à Paris et dans le département de la Seine, adressé à MM. les Ministres de l'Intérieur et du Commerce 1885.)

En 1887, le Conseil municipal devait s'occuper du traitement des maladies infectieuses : M. Vaillant avait, en effet, déposé une proposition tendant à ce qu'à l'avenir, toutes ces maladies fussent traitées hors Paris. Vinrent se greffer à cette proposition plusieurs autres concernant le transport des contagieux, la désinfection de leurs logements, etc...

Au nom de la 8e commission et de la commission sanitaire du Conseil municipal, M. Chautemps (1) présenta alors, sur ces diverses questions, un rapport qui fut publié et dont nous ne retiendrons que ce qui est relatif aux moyens de transport des malades, tout en regrettant de n'en pouvoir donner qu'un très court résumé.

M. Chautemps s'était préalablement rendu compte du fonctionnement du service sanitaire analogue de Londres et de Bruxelles. Il pensait qu'il était possible de faire aussi bien qu'à Londres avec moins d'argent. Et voici le projet grandiose qu'il soumit au Conseil municipal avec divers plans d'ensemble à l'appui :

Deux dépôts de 24 voitures lui semblaient devoir suffire : le premier, établi rue Crozatier, desservirait les quartiers du Nord et de l'Est ; le second, placé rue de Staël, les quartiers de l'Ouest et du Sud. L'un et l'autre seraient situés dans le voisinage des hôpitaux d'enfants, de sorte que les diphtériques et les varioleux susceptibles d'être conduits dans les hôpitaux spéciaux pourraient être transportés peu d'instants après leur arrivée.

Chaque dépôt devait recevoir douze voitures, soit deux pour chacune des maladies suivantes : variole, diphtérie, rougeole, scarlatine, fièvre typhoïde, et deux pour les autres affections transmissibles ou suspectes : coqueluche, érysipèle, etc...

Deux chevaux suffiraient en temps normal ; mais il serait prudent de construire une écurie pour six. S'il arrivait que l'on manquât de chevaux et de cochers, on procéderait comme à Bruxelles ; un cocher de fiacre serait requis dans la rue pour effectuer avec son cheval le transport du malade. La course lui serait payée le double du tarif habituel.

Un certain nombre d'infirmières seraient attachées à chaque dépôt avec la mission d'accompagner les malades ;

---

(1) Aujourd'hui Député et membre du conseil de salubrité du Département de la Seine.

elles seraient logées à l'hôpital voisin. Toutefois, la nuit comme le jour, il y aurait en permanence, au dépôt, une infirmière attendant le prochain départ. Cette infirmière partie, le chef du dépôt téléphonerait à l'hôpital et une remplaçante viendrait aussitôt prendre la garde. L'infirmière de service prendrait ses repas et coucherait dans la salle de garde.

Le personnel se composerait : d'un gardien-chef, de deux cochers, dont un marié et d'une femme de service, la femme d'un des cochers. Tous ces employés seraient logés au dépôt et nourris, ainsi que l'infirmière de garde, aux frais de la Ville. La construction comprendrait, outre les remises et l'écurie : un logement pour le gardien-chef ; deux logements pour cochers dont un pour ménage ; une salle de garde ; un bureau, avec installation téléphonique ; une cuisine ; une salle à manger et une cave à trois divisions. La dépense pour l'établissement de chaque station s'élèverait de 70 à 80,000 francs. La dépense pour les 24 voitures serait de 60,000 francs, soit 2,500 fr. pour chacune d'elles. Ces voitures devaient être construites comme celles du Conseil métropolitain de Londres, de façon à permettre à un infirmier d'être auprès du malade.

Les voitures affectées à la diphtérie ne devant servir que pour des enfants, il serait possible de réserver, à côté du petit lit, un espace relativement assez grand qui permettrait de donner au malade les mêmes soins que dans une chambre. « C'est notre réponse, dit M. Chautemps, aux médecins distingués qui ont manifesté des appréhensions au sujet du transport des diphtériques. »

Comme à Bruxelles, chaque voiture comporterait un tiroir pour y déposer des vêtements et des linges. Dépourvue de toute tenture, à l'intérieur, la voiture serait aménagée de manière à permettre, après chaque voyage, un lavage à grande eau.

Chaque dépôt serait relié téléphoniquement par fil spécial, avec l'administration de l'assistance publique et avec la Préfecture de police ; il communiquerait avec les hôpitaux par l'intermédiaire du chef-lieu de l'assistance publique, mais il serait relié par un fil direct avec l'hôpital d'enfants voisin....

Le plan général de l'organisation proposée par M. Chautemps, comportait, à Paris, en outre de la création des deux dépôts de voitures d'ambulance, deux stations de désinfection, deux hôpitaux d'enfants, et, hors Paris, deux hôpitaux pour la variole avec camp de convalescence, un hôpital de la diphtérie, un hôpital de la rougeole et un hôpital des teignes.

Le total de la dépense à prévoir pour cette organisation devait s'élever à 1,566,250 francs. C'était, sans doute, beaucoup ; mais disons avec l'auteur de ce merveilleux plan : « Qu'importent quelques dizaines de mille francs, en présence de l'intérêt considérable qui est en jeu ? »

L'administration, c'est-à-dire le Préfet de police, qui seul est chargé, à Paris, de veiller sur l'hygiène et la salubrité de la Cité, devait évidemment souhaiter la prompte réalisation de ce beau projet ; il aurait eu, alors, une organisation sanitaire sérieuse.

Mais cet espoir fut de courte durée. A cette époque, le Conseil municipal voulait, pour des motifs qui n'ont pas à être indiqués ici, donner de l'extension aux seuls services de la Préfecture de la Seine. Celle-ci mit à profit cette situation, en créant aussitôt un nouveau service de transport de malades et en installant dans plusieurs asiles de nuit des étuves à désinfecter le linge et les vêtements des personnes reçues dans ces établissements. Ces étuves (1) étant libres le jour, la Préfecture de la Seine en a depuis affecté trois à un service public.

Alors que chaque année, un modeste crédit de 19,300 francs est attribué par la ville de Paris au Préfet de police pour son service de transport des contagieux, le Conseil municipal alloue au Préfet de la Seine une somme annuelle de plus de cent mille francs.

Depuis 1887, il existe, comme on le voit, un service identique près de chacune des deux préfectures : d'où possibilité de conflit, tout au moins de double emploi. En 1891, le Préfet de police, ému de cet état de choses, qui ne pouvait qu'être très préjudiciable, demanda à M. Chautemps, membre du Conseil de salubrité, et au nom de ce Conseil, d'étudier de nouveau les conditions dans lesquelles s'opérait, à Paris, le transport des contagieux et la désinfection des logements et objets contaminés par les malades atteints d'affections contagieuses. Ce rapport fut présenté au Conseil, dans la séance du 26 juin 1891 (2).

Nous y trouvons l'organisation actuelle, que nous don-

---

(1) Elles sont, aujourd'hui, au nombre de 25.

(2) Le transport des contagieux et la désinfection à Paris, (M. Chautemps, rapporteur). Imprimerie Chaix 1891.

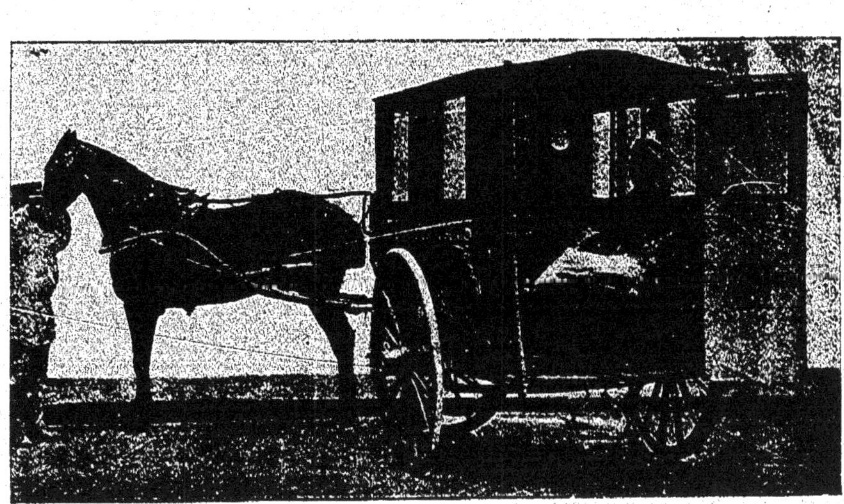

Fig. 35. — Voitures des Ambulances municipales.

nons ci-après, du service institué par la Préfecture de la Seine pour transporter les malades : Il a été construit, à cet effet, rue de Staël (XVe arrondissement) et rue de Chaligny (XIIe arrondissement) deux stations municipales de voitures d'ambulance. A chaque maladie contagieuse sont affectées une remise et une voiture spéciales, de telle sorte que la voiture qui sert pour les diphtériques ne transportera jamais un varioleux, ni un rubéoleux (1).

Chaque voyage est suivi d'une désinfection de la voiture, avec grands lavages à l'aide d'une solution de sublimé.

Deux infirmières sont attachées à chaque dépôt, avec la mission d'accompagner les malades ; une infirmière de garde couche la nuit à la station. Cochers et infirmières sont revêtus de costumes spéciaux, qui sont désinfectés à l'étuve. Personne, ni infirmières ni cochers, ne peut sortir du dépôt sans s'être soumis préalablement à une désinfection absolue. La discipline est rigoureuse.

A la tête de chaque établissement est placé un surveillant-chef, qui est logé. Le téléphone est installé dans le bureau du surveillant-chef.

Une étuve fonctionne rue de Chaligny.

Toutes les fois qu'un malade est atteint d'une affection de nature à motiver son admission immédiate dans un hôpital, il suffit d'en avertir par le téléphone ou par toute autre manière le chef de la station. On indique, autant que possible, la nature présumée de la maladie et l'avis du médecin traitant, afin que l'on sache s'il y a lieu à l'admission immédiate ou à un examen préalable par les médecins du Bureau central. Lorsque l'urgence résulte des renseignements fournis, une voiture portant une infirmière va aussitôt chercher le malade.

Les voitures (fig. 35) sont construites de façon que le malade puisse être couché ou assis, suivant son état, et soit toujours, pendant le trajet, confié aux soins et placé sous la surveillance d'une infirmière des hôpitaux (2).

« L'organisation matérielle de ce service de transport, dit M. Chautemps, est donc parfaite ; ayant visité les installations de Londres, je n'hésite pas à dire que Paris a fait plus simplement et beaucoup mieux. Malheureusement, ce

---

(1) Cette spécialisation, par la force des choses, fut bientôt abandonnée.

(2) Circulaire du Préfet de la Seine, aux maires de Paris (8 juillet 1890).

service est comme la jument de Roland, il ne lui manque que la vie : la Préfecture de police, qui seule est renseignée d'une façon à peu près régulière sur les cas de maladies contagieuses, a cru jusqu'ici qu'il était de son devoir de faire effectuer, par son propre service, tous les transports qui lui ont été demandés, en sorte que la Préfecture de la Seine, avec ses stations spacieuses, ses voitures nombreuses et confortables, son personnel d'infirmières et de cochers, bien discipliné et rigoureusement désinfecté, ne transporte qu'un petit nombre de contagieux, et en est réduite, pour utiliser ses ressources, à transporter les malades non contagieux du Bureau central des hôpitaux, et que, d'autre part, le service forcément imparfait de la Préfecture de police transporte, à lui seul, le plus grand nombre des contagieux. »

Aussi M. Chautemps concluait-il à la nécessité d'une entente entre les deux Administrations.

Le Conseil de Salubrité nomma alors une Commission (1) qui fut chargée d'étudier la question soulevée dans le rapport de M. Chautemps et de lui présenter des conclusions fermes. Au nom de la Commission, M. Chautemps soumit au Conseil, dans sa séance du 10 juillet 1891, le projet suivant qui fut adopté à l'unanimité :

« Le Conseil d'hygiène et de salubrité de la Seine,

« Considérant qu'il y a lieu d'utiliser dans la plus large mesure possible, pour le transport des malades atteints d'affections contagieuses, et pour la désinfection de leurs objets de literie et vêtements (2), les stations de voitures d'ambulance créées par la Préfecture de la Seine et les étuves annexées à divers établissements charitables ressortissant à la même Administration ;

---

(1) Commission composée de MM. Chautemps, Dujardin-Beaumetz, Proust, Paul Brousse, Soinoury, Léon Colin, Jungfleisch, Nocard et Lancereaux.

(2) Nous rappellerons ici pour mémoire le rapport présenté en 1891 au Conseil municipal de Paris, par M. le Dr Paul Dubois, au sujet de la création d'un service d'étuves municipales : « C'est à nous, disait-il, à nous surtout, qui chaque jour sommes en contact avec la masse du peuple parisien, à la santé et à l'hygiène duquel nous vouons nos efforts, de faire une propagande active et énergique en faveur de la désinfection, contre toutes les ignorances, contre toutes les apathies, contre tous les préjugés. Cela nous empêchera de recourir à cette méthode coercitive et désolante qu'emploient certaines municipalités étrangères qui mettent un écriteau à la porte d'un particulier avec cette inscription : *Ici, il y a un contagieux !* »

« Considérant, d'autre part, que la Préfecture de Police tient de la loi la mission de veiller sur l'hygiène de la Cité, que notamment elle est spécialement chargée de prendre toutes les mesures pour prévenir et arrêter les épidémies, les épizooties, les maladies contagieuses, et qu'elle ne saurait, par conséquent, se désintéresser du fonctionnement de ces services;

« Qu'il y a lieu de créer un service central, chargé de mettre en mouvement voitures, étuves et équipes de désinfecteurs, de rechercher les cas où il y a lieu de procéder à des mesures sanitaires, de transmettre les ordres, d'en surveiller l'exécution et de s'assurer que toutes les instructions ont été suivies,

Émet l'avis :

« 1° Que la Préfecture de Police, en acceptant le concours qui lui est offert par la Préfecture de la Seine, doit se réserver le contrôle des opérations extérieures des services municipaux ;

« 2° Qu'il y a lieu de relier téléphoniquement tous les établissements de transport et de désinfection à un bureau central, ressortissant à la Préfecture de Police, et duquel partiraient les ordres ayant pour but la coordination des diverses opérations du transport des malades, du transport des objets à épurer et de la désinfection des logements ;

« 3° Qu'il serait utile de placer le fonctionnement de ces services sous la haute surveillance d'une Commission du Conseil d'hygiène et de salubrité. »

Le Préfet de Police voulut immédiatement donner satisfaction au désir exprimé par le Conseil de salubrité.

Un avis fut placardé dans Paris et apposé dans tous les postes. Il en fut tiré, en brochures, plus de 10.000 exemplaires, qui, distribuées par les médecins eux-mêmes, et d'autre part envoyées dans toutes les Administrations, Etablissements scolaires, Centres industriels, etc..., ont fait connaître cette très utile institution.

Le chapitre A de l'Instruction dont nous venons de parler concerne le *transport du malade*. Le chapitre B, est relatif à l'*isolement du malade* ; les chapitres C et D, traitent de la *désinfection des matières* et de la *désinfection des locaux*.

Voici le premier chapitre qui seul nous intéresse :

A — *Transport du malade* : Si le malade ne peut recevoir à domicile les soins nécessaires, s'il ne peut être isolé, notamment si plusieurs personnes habitent la même chambre, il doit être transporté dans un service spécial. Les chances de guérison sont alors plus grandes et la transmission n'est pas à redouter.

Le transport devra toujours être fait dans une des voitures spéciales mises *gratuitement* à la disposition du public. A Paris, l'envoi de la voiture sera demandé soit dans les Commissariats ou les postes de police, soit à la Préfecture de Police (service des Épidémies), soit rue de Chaligny, 21, soit rue de Staël, 6. La Préfecture de Police (service des Épidémies) et les stations de voitures de la rue de Chaligny et de la rue de Staël sont reliées au réseau téléphonique public. Le service est assuré jour et nuit ».

Nous ajouterons que, déjà, la municipalité d'une importante commune suburbaine, celle d'Asnières, a fait construire, en 1892, une voiture d'ambulance pour le transport des blessés dans les hôpitaux de Paris ou des personnes atteintes de maladies contagieuses. Cette voiture, semblable à celles qui existent à Paris, est désinfectée dans ces hôpitaux chaque fois qu'une personne y sera conduite.

On ne peut que féliciter la municipalité d'Asnières pour cette création : son exemple devrait être suivi par les autres communes du Département. Le Conseil général ne refusera pas les subventions nécessaires, en faveur d'un service de secours, dont l'utilité est indéniable.

Nous avons le droit de l'espérer.

VII. — Voitures pour le transport des cadavres

Nous venons de parler des moyens de transport des *blessés ou malades*, en usage à Paris ou préposés à cet effet.

Il nous semble également juste de faire connaitre maintenant comment l'Administration opère pour le transport des personnes *décédées* sur la voie publique par suite d'accident ou de maladie.

Avant 1874 on se servait pour la translation des cadavres dont la putréfaction plus ou moins avancée ou dont les lésions mortelles ne laissaient plus aucun doute sur la cessation absolue de la vie, du brancard ordinaire mis à la disposition des Commissaires de police et destiné au transport des blessés relevés sur la voie publique ou des malades. Et, dans des cas assez fréquents, on se servait, également, des petites voitures à bras du commerce que l'on réquisitionnait.

L'une et l'autre façon de procéder offraient des inconvénients. Les cadavres sont, ordinairement, ceux des noyés retirés de la Seine ou du canal. Il arrive qu'ils ont séjourné, dans l'eau, pendant un temps plus ou moins long, qui amène très souvent un état avancé de décomposition. Avec quelque soin que fussent assainis les brancards qui recevaient ces cadavres, ils devaient garder des traces matérielles de cet emploi, ou conserver tout au moins une odeur insalubre et repoussante. Il n'était donc pas humain de placer les malades et les blessés sur la toile de ces brancards, leurs sens pouvant être désagréablement affectés et leur imagination pouvant en ressentir une impression pénible. Quant à l'emploi, le cas échéant, des petites voitures à bras, dites de commerce, il ne remplissait pas les conditions de décence que réclament le respect dû aux dépouilles des morts et la nécessité de ne pas choquer les regards et les sentiments de la population.

Il fut donc décidé que les brancards cesseraient absolument d'être affectés au transport des cadavres. Ce transport aurait lieu, désormais, dans des fourgons construits pour cette destination spéciale.

L'Administration en a fait déposer en différents endroits, principalement dans le poste central de police de chacun des arrondissements de Paris.

Ces voitures, (fig. 36) fournies par MM. Jean et Breteau, sont construites, sous forme de fourgon à bras, montées sur deux roues et qu'un homme seul peut manœuvrer. Elles sont, le plus souvent, employées à transporter à la Morgue, les cadavres non reconnus ou devant être l'objet d'une autopsie légale. Les côtés, l'avant et l'arrière sont garnis de tôle. Le layon de l'arrière est à charnière et s'abaisse jusqu'à la position horizontale; il est maintenu dans cette position par deux compas articulés par le milieu de leur longueur et placés de chaque côté de la caisse.

La partie supérieure est formée d'un couvercle fixé sur l'avant de la caisse par deux charnières et s'ouvrant par l'arrière ; il est retenu, à une certaine hauteur, pour faciliter la manœuvre, par deux crochets mobiles placés à l'intérieur de la caisse. Le fond de la voiture est composé de quelques traverses en bois supportant deux rails sur lesquels vient se glisser un plateau mobile en forme de cuvette recouvert de plomb à l'intérieur et destiné à recevoir le cadavre. Sous ce plateau sont fixés quatre petits galets, dont l'écartement deux à deux correspond à celui des deux rails et servent à le rouler dans la voiture.

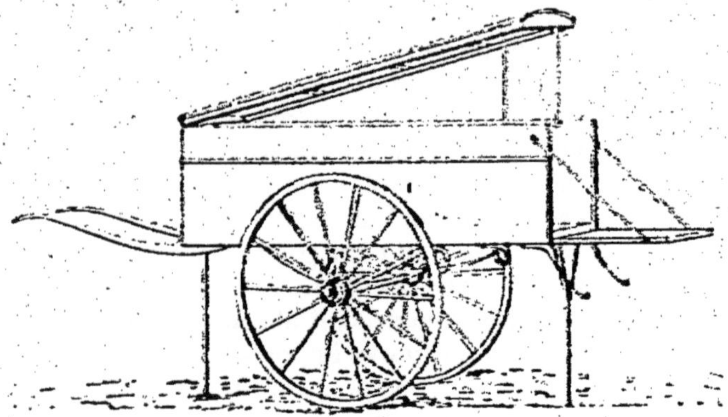

FIG. 36. — Fourgon pour le transport des cadavres.

Lorqu'on veut opérer le chargement d'un corps, on retire le plateau de la voiture, on y place le cadavre, puis on remet le plateau dans la voiture en le faisant rouler sur les deux rails ; on relève le layon d'arrière, on abaisse le couvercle supérieur et la voiture se trouve alors complètement fermée.

Hauteur intérieure du caisson	....	0.59
Largeur —	....	0.81
Longueur —	....	1.91
— avec les brancards	....	3.

Le prix de chaque fourgon est de 233 francs.

L'Administration ne possède que 20 voitures de ce genre et nous pensons que ce chiffre n'est pas suffisant pour établir un service régulier et rapide dans Paris et également dans la banlieue, où se produisent de nombreux cas de submersion, de suicides et d'accidents.

Dans les communes suburbaines, les commissaires de police sont obligés de s'adresser à des voituriers pour pouvoir expédier à la Morgue de Paris, les cadavres inconnus ou qu'il y a lieu de soumettre à l'autopsie. Le prix d'un de ces transports varie entre 12 et 15 francs. Il y aurait intérêt à mettre à la disposition des commissaires de chaque circonscription suburbaine, une voiture spéciale à cet usage.

INDEX BIBLIOGRAPHIQUE

—

ALBERT (Dr). — De l'insufflation et de la respiration. (*Archiv de Henke*, t. XXVI. 1838.)

Annales d'hygiène publique et de Médecine légale. 1829-1891. — Paris, J. B. Baillière et fils.

Assistance (L'). — Bulletin officiel de la Policlinique de Paris. Revue bi-mensuelle d'Assistance et d'hygiène.

BEAU. — Recherches expérimentales sur la mort par submersion. (*Archiv. génér. de méd.*, t. XVI, 1860.)

BEAUFORT (comte de). — Chemins de fer et ambulances. Essai sur les appareils de transport pour les malades et les blessés militaires. (Impr. Nation.)

BEAUVAIS (Dr G. de). — Des premiers soins d'urgence à donner aux noyés et aux asphyxiés. (*Ann. Econ.*, 1889.)

BERNARD (Dr Claude). — Leçons sur les anesthésiques et sur l'asphyxie. In-8, Paris, 1875.

BERNARD (Dr H.). — Premiers secours aux blessés sur le champ de bataille et dans les ambulances. In-18. Fig. J. B. Baillière, Paris. 1870.

BERRY (Georges). — Rapport sur une pétition du comité de l'œuvre des Ambulances urbaines. Paris, Impr. municipale, 1888.

BERTHERAND (Dr). — Les secours d'urgence.

BISCARRE (J. B.) — Manuel des Bandages les plus usités. Appareil de campagne du Dr Bastien. Paris, petit in-12, Marpon.

BOUCHUT (Dr). — Traité des signes de la mort et des moyens de ne pas être enterré vivant. 1 vol. in-18. Paris. J. B. Baillière, 1874.

BOUDAILLE (Dr H.). — Catéchisme des premiers soins à donner en cas d'accident avant l'arrivée du médecin. Petit in-16, avec figures. Paris, Société d'Éditions scientifiques, 1892.

BOULOUMIÉ (Dr). — Manuel du Brancardier de frontière. Paris.

BROUARDEL et VIBERT. — Sang des Noyés. (*Ann. d'hyg.*, 1880, t. IV.)

BÜYS (Dr du) et BRUISY (Dr de). — Catéchisme du Sauveteur. Bruxelles, 1889.

CACHEUX (Emile). — Compte rendu des travaux du Congrès international de sauvetage, tenu à Paris pendant l'Exposition Universelle de 1889. (Collaborateurs : MM. Potel, Guibillon, Guillemin, de Baecker, Hamon et Chagnard). 1 vol. gr. in-8. Paris, Bibliothèque des Annales Economiques, 1890.

— Compte rendu du IIIe Congrès de sauvetage. Broch. in-8. Paris, Chaix, 1888.

Cadet-Gassicourt (Dr). — *Premiers secours* avant l'arrivée du médecin ou petit dictionnaire des cas d'urgence. 1 vol. in-8. Paris, chez Labé, 1845.

Calliano (Dr C.) — Manuel illustré sur les secours d'urgence (Texte italien). In-8. Milan, Hoepli, 1891.

Charrière. — Nouvelles Dragues de sauvetage et appareil pour donner des secours aux asphyxiés. Broch. Paris, Baillière, 1849.

Chaussier (Dr H.). — Contre-poison ou traitement des individus empoisonnés, asphyxiés, noyés ou mordus.

Chenu (Dr J. C.) — Aperçu historique, statistique et clinique sur le service des Ambulances et des Hôpitaux de la Société des armées de terre et de mer, pendant la guerre de 1870-71. Paris, Dumaine, 1874, 2 vol. in-4.

Colin (L.).— Service de santé de l'armée. (*Union méd.*, 15 octobre 1870, p. 511.)

Coulr (Placide).— Organisation des Secours Publics, à Paris. broch. in-8 (*Publication de la Société Française d'hygiène*). Delahaye et Ce, 1877.

Crouigneau (Dr Georges). — Promenades d'un médecin à travers l'Exposition de 1889. Grand in-8, Paris, Société d'Editions scientifiques.

Damico (Félix). — Les secours publics à Paris : Emploi des chiens de Terre-Neuve pour le sauvetage des noyés. (Extrait du *Journal d'hygiène*, Paris, Chaix, 1893).

Depaul (Dr). — Mémoire sur l'insufflation pulmonaire. Paul Dupont. Paris, 1845.

Desgranges. — Mémoire sur les moyens de perfectionner le traitement des noyés, Lyon, 1790.

Doré (Dr). — Les ouvriers puisatiers. Broch. In-8, Paris, V. Dalmont, 1857.

Duchenne (Dr) de Boulogne. — De l'Electrisation localisée et de son application à la Thérapeutique. J. B. Baillière. Paris, 1 vol. in-8, avec figures et pl. 1872.

Dumesnil (O.) — L'hygiène à l'Exposition universelle de 1867. Transport des blessés. (*Annales d'hygiène*, t. XXIX, 1868.)

Encyclopédie-Roret.—*Sauvetage* dans les incendies, dans les mines, les puits, les puisards et les fosses d'aisances, en rivière et en mer, 1 vol. in-18, Paris, 1856.

Faure (Dr).— Asphyxie et son traitement. *Arch. générales méd.*, 1856.

Ferrand (Dr). — *Premiers secours* aux Empoisonnés, aux noyés, aux Asphyxiés, aux Blessés en cas d'accident et aux Malades en cas d'indisposition subite. 1 vol. in-18 avec 103 figures intercalées dans le texte ; 4e Edition. Paris, Baillière et fils, 1891.

Fourès (Dr). — Rappel à la vie de deux noyés par le procédé de la langue. (*Bull. Acad. méd.*, 4 oct. 1892.)

Friedberg (de). — Premiers secours aux Blessés et aux Malades, in-18. Paris, Hachette, 1889.

Gallet (Louis). — Le service du Prompt Secours. Théories hospitalières. Paris, Steinheil, 1889.

Gannal (Félix). — Mort réelle et mort apparente Paris, Coccoz 1868. 1 vol. gr. in-8.

Goelzer (Philippe). — Historique de la Société des Sauveteurs de la Seine, Paris, Imprimerie moderne, 1879.

Gruby (Dr). — Exposition de 1867. Appareils et instruments de l'art médical. Matériel de secours à donner aux blessés sur champ de bataille. Gr. in-8. Paris, Lacroix, 1867.

— Exposition de 1878. Sociétés et Matériel de secours pour les blessés militaires. In-8, Paris, Lacroix, 1884.

Guenther (J. A.) — Geschichte und jetzige Einrichtung der Hamburgischen, verenglukt Menschen. Hamburg, 1794.

Guézennec (Dr). — Organisation du transport des blessés. (*Archives de médecine Navale.* Décembre 1893, Paris).

Histoire de l'Académie des Sciences. — Années 1719 — 1741 — 1787. (Voir mémoires de Littré, de François Petit, etc..)

Hogg (Dr Walter-Douglas). — Premiers secours aux malades et blessés. In-12, Paris, 1886. Masson.

Instructions sur les secours à donner aux noyés et asphyxiés. Br. in-16. Paris, Devilliers, 1862.

Journal d'hygiène.— Climatologie. Bulletins des Conseils d'hygiène et de salubrité et des applications pratiques de la science sanitaire ; publié par le Dr Prosper de Pietra Santa. Paris.

Laborde (Dr) — Rappel à la vie de deux noyés par le procédé de la langue. (*Bull. Acad. méd.*, 5 juillet 1892.)

— Relation de succès dus au même procédé dans diverses circonstances. (In *Bull. Acad. Méd.*, 22 et 29 nov. 1892 et 3 et 10 janv. 1893.)

— Tractions rythmées de la langue chez le nouveau-né. Paris, 1894.

Labordette (Dr). — Note sur le spéculum laryngien, présentée à l'Académie des sciences. 2e Edition, Paris, J. B. Baillière et fils, 1868.

— Voir également *Annales d'hygiène*, t. XXIX, p. 325, 1868.

Lebon (Dr G.).— Recherches expériment. sur l'asphyxie. (C. R. Aca. des Sciences, T. 75, 1872.)

Le Coquil (Dr Y.).— De la submersion. Gr in-8, Paris, H. Jouve, 1893.

Legouest (Dr). — Traité de chirurgie d'armée, 1 vol. in-8, fig. Paris, J.-B. Baillière, 1872.

Léon (Dr A.).— Premiers secours en cas d'accidents ou de maladies à invasion subite. Broch. in-8, Bordeaux, Gounouilhou 1892.

Lepage (Dr Ch.) — Manuel des premiers secours à l'usage des Sapeurs-Pompiers, in-18, Orléans, 1894.

Leroy d'Etiolles (Dr).— De l'insufflation dans le corps d'une personne noyée (Académie des sciences, 1829).

London County Council.— Etude sur les divers systèmes d'ambulances en usage dans les divers pays, d'après les rapports spéciaux transmis au Foreign Office par les agents diplomatiques et consulaires anglais. (Août 1891).

Louis (Ant.).— Lettres sur la certitude de la mort en cas d'asphyxie. Paris, 1752.

Lutaud (Dr) et Hogg (Dr W.-Douglas). — Etude sur les hôpitaux d'isolement en Angleterre. Grand in-8, Paris, J.-B. Baillière, 1886.

Manuel de l'infirmier militaire. (Ministère de la Guerre). Petit in-12 Paris, Rozier, 1882.

Marc. — Nouvelles recherches sur les secours à donner aux noyés et asphyxiés, 1 vol. in-8, Paris, chez Crochard, 1835.

Marchant (Dr). — Nouvelles études sur le traitement de l'*asphyxie* et de la faiblesse native des nouveau-nés. 1 broch. in-8. Paris, Malteste et Cie, 1852.

— *Asphyxie et insufflation pulmonaire.* Broch. in-8. *Extrait des Archives générales de médecine.* Paris, Asselin, 1861.

Maréchal (Dr Ph.). — Les premiers secours en cas d'accident. Paris. Chez l'auteur. 1894.

Marschal (Médecin-major H.).—Note sur les secours à donner aux noyés et asphyxiés et en général aux personnes en état de mort apparente.

Mauriac (Dr E.). — La société des ambulances Urbaines de Bordeaux. Broch. in-8, Bordeaux, Gounouilhou, 1890.

—. L'organisation des secours publics en cas d'accidents en Allemagne et en Autriche-Hongrie, in-8. Bordeaux, Feret. 1890.

Moynier (Gustave). — La Croix Rouge, son passé, son avenir, Paris, Genève et Neuchâtel, in-12, 1882.

Nachtel (Dr Henri). — Fonctionnement de l'Ambulance urbaine de New-York sur la voie publique, broch. Paris, Masson, 1881.

— L'organisation à Paris d'Ambulances urbaines analogues à celles des grandes villes d'Amérique, broch. Paris, Masson, 1881.

Napias (Dr). — Les sociétés humanitaires en Angleterre. Rapport publié par l'Union des Femmes de France.

Notice explicative concernant le Poste de secours de la Compagnie du gaz du Mans, de Vendôme et de Vannes. In-8, Le Mans, Lebrault. 1889.

Orfila (Dr).— Secours à donner aux personnes empoisonnées ou asphyxiées, 1 vol. in-12. Paris, 1818.

Osborn (Dr S.). — Premiers secours à donner aux malades et blessés. — Traduction française par le Dr Aigre. Paris. J.-B. Baillière et fils, 1891.

Ozouf d'Estremont.— Petit manuel du Brancardier-marinier, petit in-16, Paris, 1887.

Parrot (Dr). — De la mort apparente. Thèse pour l'agrégation, p. 61. Paris 1860.

Pia. — *Détails des succès* de l'Etablissement que la Ville de Paris a fait en faveur des personnes noyées avec les différentes *Instructions* qui y sont relatives et la manière dont on doit faire usage des objets contenus dans la Boite où se trouvent réunis les principaux secours qu'il faut administrer aux noyés par Pia, ancien échevin de la Ville de Paris. (Paris, chez Lottin l'aîné, 1777-1783, sept volumes in-12.

PIORRY (Dr). — Du procédé respiratoire à suivre dans l'exploration des organes. Paris, 1831.

POUTEAU (Dr). — Mémoire sur les noyés, 1783, t. II. p. 139.

Progrès médical. — Journal de médecine, de chirurgie et pharmacie, dirigé par le Dr Bourneville, Paris.

Publications de *The Shipwreck and human Society*, de Liverpool.

RAINAL (Léon et Jules). — Les bandages. L'orthopédie et les appareils à pansements. Paris, Baillière et fils, 1892. 1 gros vol. in-8, avec 1.400 fig.

Rapports du Conseil d'Hygiène et de Salubrité de la Seine. — De 1807 à 1889. (Préfecture de Police.)

REGNARD (Dr Paul). — Premiers soins à donner aux ouvriers blessés à la suite des explosions de grisou. Dunod, petit in-16, Paris 1883.

RICORD et DEMARQUAY (Drs). — Les ambulances de la Presse, pendant le siège et sous la Commune, grand in-8°, Paris, 1873. Marc et Baillière fils.

ROUSSELET (Albin). — Les secours publics en cas d'accidents. — Grand in-8°, Paris. Société d'éditions scientifiques, 1892.

— Les ambulances urbaines et les secours publics en cas d'accidents, broch. in-8, Société d'éditions scientifiques. Paris, 1891.

SABAZIN (Ch.). — Matériel des ambulances à l'Exposition de 1867. (*Annales d'hygiène*, 1868.)

SCHATZ. — Etude sur les hôpitaux sous tente. (*Ann. d'hyg.*, 1870, t. XXXIV, p. 211.)

SÉDILLOT et LEGOUEST. (Drs). — Traité de médecine opératoire, bandages et appareils. 2 vol. in-8°. Paris, J. B. Baillière, 1870.

SOCIÉTÉ FRANÇAISE D'HYGIÈNE : Manuel populaire des premiers soins à donner aux malades et aux blessés avant l'arrivée du médecin (collaborateurs : MM. Blayac, Delacroix, de Pietra-Santa et Moreau, de Tours), broch. in-8, Paris, Félix Alcan, 1891.

— Manuel populaire sur les premiers soins à donner aux malades et aux blessés, broch. in-8, Paris, 1893.

SYLVESTER. — Physiol. method of inducing respirat., 1765. London.

TARDIEU (Dr A.). — Etude médico-légale sur la pendaison, la strangulation et la suffocation. 1 vol. in-8°, pl. Paris, J.-B. Baillière, 1870.

— Dictionnaire d'hygiène publique et de salubrité, 4 vol. in-8°, Paris, J. B. Baillière, 1862.

TISSOT (Dr A.). — A nos soldats. Secours à porter aux blessés, in-32. Lavauzelle, Paris.

TISSOT (Dr A.). — *Avis au peuple sur sa santé*, ou traité des maladies les plus fréquentes et qui demandent de prompts secours. — Ouvrage composé en faveur des habitants de la campagne, du Peuple des Villes, et de tous ceux qui ne peuvent avoir facilement les conseils des médecins, in-12, à Paris chez Didot le Jeune, 1763.

TOULMOUCHE (A.) — Mémoire sur diverses asphyxies. (*Annales d'hygiène*, t. XXIX, p. 154, 1867.)

Troisfontaines (Dr). — Des accidents. Secours à donner avant l'arrivée du médecin, in-16. Nierstrasz. Liége, 1890.

Verneuil (Dr). — Instructions sur les premiers soins à donner aux blessés. Conférence faite à la Faculté de médecine, 1870.

Vertot (de). — Histoire des chevaliers hospitaliers, etc.., 5 vol. in-12, Paris, 1733.

Voisin (Dr Auguste). — Le service des secours publics à Paris et à l'étranger, broch. in-8, Paris, J. B. Baillière, 1873.

— Nouveaux pavillons de secours aux noyés installés à Paris, br. in-8. (Extrait des *Annales d'hygiène publique et de médecine légale*.) J.-B. Baillière, 1875.

— Note sur l'organisation du service des secours publics dans le département de la Seine. 1 br. in-8. Pougin, 1878.

— Rapport sur l'organisation du service des secours publics à New-York et les améliorations qui pourraient être apportées dans le service des secours publics à Paris. Grand in-8 (Conseil de salubrité de la Seine). Chaix, 1881.

Wiborg. (Dr). — Pénétration des liquides dans les voies aériennes chez un noyé. (*Archives du Nord*, t. I. Kopp. t. II.)

TABLE DES MATIÈRES

A

B

D

E

F

T

V

W

Z

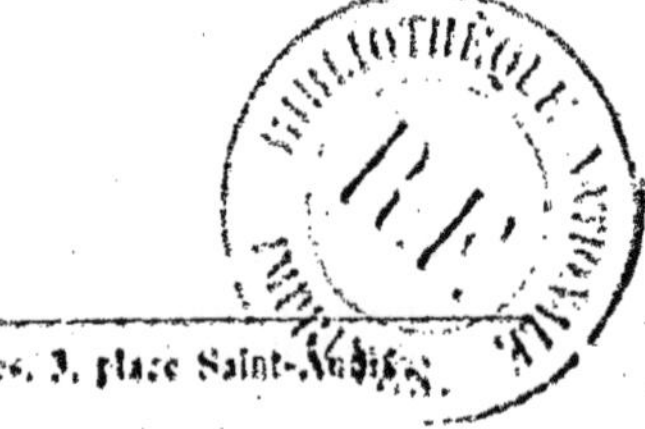

Clermont (Oise). — Imprimerie Daix Frères, 3, place Saint-André.

L'ASSISTANCE

BULLETIN OFFICIEL DE LA POLICLINIQUE DE PARIS

Revue bi-mensuelle d'Assistance et d'Hygiène

PARIS

4, RUE ANTOINE-DUBOIS, 4

Clermont (Oise). — Imprimerie Daix frères, place Saint-André, 3.